# 妇产科护理学实训指导及习题集

主　编　李海燕

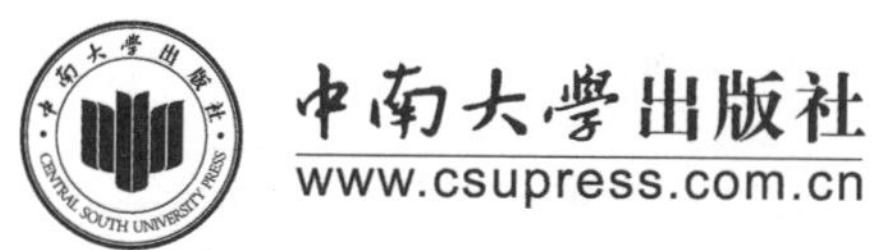

## 《妇产科护理学实训指导及习题集》编委会


主　编　李海燕

副主编　黄　瑛　彭　钠

编　者（以姓氏笔画为序）

文世红　刘　丹　李丽琼　李海燕

杨喜珍　黄　瑛　盛　静　彭　钠

# 前　言

本书是以三年制护理专业教学大纲为依据，以教材为基础，以适应妇产科护理实际临床工作任务和国家护士执业资格考试的需要而组织编写的，供实训教学及学生为巩固所学知识复习使用。

全书分实训指导及习题集两部分。前者与临床紧密结合，为妇产科护理临床上常用的基本操作技能实训内容，包括妊娠期妇女的护理、分娩期妇女的护理、正常新生儿的护理、新生儿窒息复苏及其配合、子痫患者的护理、妇科检查及常用特殊检查的护理配合、妇科常用护理技术、子宫肌瘤患者的护理、常用计划生育手术妇女的护理九项内容。实训内容均以案例为引导，以学生为主体，教师为主导开展实训，旨在培养学生临床思维及职业能力，并让学生主动开展工作。后者习题集包括：①A1 型题及参考答案；②A2 型题及参考答案；③A3/A4 型题及参考答案。习题紧扣国家护士执业资格考试大纲，紧紧围绕临床妇产科护理工作问题，以病案分析题 A2、A3、A4 型题为主，概念性的 A1 型题较少。习题内容力求少而精，题意清楚，知识点突出，综合性强，注重妇产科护理理论与临床实践相结合，旨在培养学生分析问题与解决问题的能力，通过举一反三，融会贯通。

本书是由益阳医学高等专科学校、益阳医专附属医院、益阳市人民医院、益阳市第三人民医院的多位专家精诚合作编写的结果，但由于编写时间仓促，难免有不足之处，诚请读者在使用过程中批评指正。

**李丽琼**于益阳

2016 年 7 月

# 目 录

## 第一部分 实训指导

## 第二部分　习题集

# 第一部分　实训指导

## 实训项目一　正常妊娠期妇女的护理

**【实训目的】**

1. 学会全面采集孕妇病史，准确推算预产期，进行健康史的评估。

2. 能做好产前检查的各项准备工作，并能对妊娠20周后孕妇进行腹部四步触诊、听胎心、骨盆外测量，且能判断其胎儿大小、胎产式、胎先露、胎方位及其先露是否入盆等，进行身体状况的评估。

3. 学会与孕妇交流沟通，关心、体贴孕妇，并能为孕妇进行孕期健康指导。

**【案例导入】**

王女士，28岁，孕1产0，因停经$32^{+2}$周于2016年5月28日来院检查。末次月经2015年10月1日，停经42天时出现恶心、呕吐及食欲不振，能忍受，未处理，持续1个月余自行消失。停经4个多月时感胎动，未曾到医院检查。现无腹痛，无头晕头痛，无阴道流血，流水。平日月经周期28～30天，经期3～5天，量中等，无痛经。既往体健。

来院检查：一般情况好，血压120/80 mmHg，脉搏88次/分，呼吸18次/分，体温36.5℃，体重65 kg，身高158 cm，心肺听诊无异常。宫高30 cm，无宫缩、LOA、先露浮，胎心144次/分。骨盆外测量正常。

请为其进行产前检查。

**【实训要求】**

1. 分组　每小班分3大组，每1大组16～20人，由一带教老师负责指导实训。每一大组学生再分4小组，每小组4～5人。

2. 实训前　每小组学生实训前一周熟悉案例及产前检查内容，并自主分工，利用课余时间，角色扮演其孕妇、医务人员，练习询问病史，进行健康史的评估。

3. 实训时（老师指导，学生反复练习）　着装整齐，学生依据案例内容，做好实训准备工作，然后角色扮演，询问其健康史，推算预产期。并在孕妇检查模型上模拟案例内容进行四步触诊，听胎心，骨盆外测量。其中要与孕妇进行必要的交流与沟通（交流沟通时，由孕妇扮演者配合）。检查结束后告知孕妇检查结果，并做好健康指导。

4. 实训后　整理用物，打扫实训室卫生，撰写实训报告。

【实训步骤】

## 任务一　产科腹部检查

妊娠20周后，孕妇要定期产前检查。30周前只测量宫高、腹围、听胎心音。30周后还要进行四步触诊，以了解子宫大小，胎产式、胎先露、胎方位，以及先露入盆程度，以便及时发现异常，及时纠正，保障母婴安全。

**1. 操作前**

(1)用物准备：检查床、血压计、听诊器、孕妇检查模型、皮尺、孕期保健册，手表、记录单、笔等。

(2)环境准备：关好门窗，室内温度适宜，无关人员请出检查室，用屏风或隔帘遮挡孕妇。

(3)孕妇准备：排空膀胱，松解裤带，取仰卧位、暴露腹部。

(4)护士准备：着装规范、整洁，仪表端庄，面带微笑。六步洗手。

(5)健康评估：位于孕妇右侧，与孕妇交流，询问病史，推算预产期，告知孕妇检查目的，取得其配合。

**2. 操作中**

(1)全身检查：测血压、体重，量身高，心肺听诊等。

(2)腹部四步触诊：

嘱孕妇排尿后仰卧在检查床上，头部稍垫高，暴露腹部并放松，双腿略屈曲稍分开。检查者站于孕妇右侧进行检查，前3步面向孕妇头侧进行检查，第4步面向孕妇下肢检查。

第1步：检查者两手置于宫底部，测得宫底高度，估计胎儿大小与妊娠周数是否相符。然后以两手指腹相对交替轻推，判断宫底部的胎儿部分。硬而圆且有浮球感为胎头，软而宽且形状略不规则为胎臀。

第2步：检查者两手分别置于腹部左右两侧，一手固定，另手轻轻深按检查，两手交替，分辨胎背及胎儿四肢的位置。平坦饱满者为胎背，可变形的高低不平部分是胎儿肢体。

第3步：检查者右手拇指与其余4指分开，置于耻骨联合上方，握住胎先露部，判断先露是胎头或胎臀，并左右轻轻推动以确定是否入盆。若胎先露部能推动，表示尚未入盆。若不能被推动，则表示胎先露部已入盆。

第4步：检查者两手分别置于胎先露部的两侧，向骨盆入口方向向下深按，再次核对胎先露部，并判断胎先露部入盆的程度。若胎儿先露部为胎头，在两手分别下按的过程中，一手可顺利进入骨盆入口，另手则被胎头隆起部阻挡不能顺利进入，该隆起部称胎头隆突。枕先露时，胎头隆突为额骨，与胎儿肢体同侧；面先露时，胎头隆突为枕骨，与胎背同侧，但多不清楚。

(3)听胎心音：根据四步触诊结果判断胎方位，根据胎方位，将胎心听诊器放在孕妇腹部胎心最响处，听取胎心音1分钟。正常胎心音110～160次/分。枕左前位时，胎心在孕妇左下腹部听得最清楚。

3. **操作后**

(1)扶孕妇坐起下床。

(2)告知孕妇检查结果。

(3)向孕妇作孕期健康指导。

## 任务二　骨盆外测量

骨盆的大小、形态对分娩有直接的影响，是决定胎儿能否顺利通过阴道分娩的重要因素，通过骨盆外测量，可间接了解骨盆的大小，形态，初步判断产道是否异常。多在孕 24 ~ 30 周进行。

1. **操作前**

(1)用物准备：检查床、孕妇检查模型、骨盆模型、骨盆测量器、孕期保健手册，记录单、笔等。

(2)环境准备：关好门窗，室内温度适宜、无关人员请出检查室，用屏风或隔帘遮挡孕妇。

(3)孕妇准备：排空膀胱，松解裤带，取仰卧位。

(4)护士准备：着装规范、整洁，仪表端庄，面带微笑。六步洗手。

(5)健康评估：位于孕妇右侧，与孕妇交流，询问孕产史，告知孕妇检查目的，取得其配合。

2. **操作中**

(1)测髂棘间径：协助孕妇取伸腿仰卧位，测量两髂前上棘外缘间的距离。正常值为 23 ~ 26 cm。

(2)测髂嵴间径：孕妇取伸腿仰卧位，测量两髂嵴外缘间最宽的距离。正常值为 25 ~ 28 cm。

(3)测骶耻外径：协助孕妇取左侧卧位，左腿屈曲，右腿伸直，测量第 5 腰椎棘突下凹陷处(相当于米氏菱形窝的上角)至耻骨联合上缘中点的距离，正常值为 18 ~ 20 cm。

(4)坐骨结节间径或出口横径：协助孕妇取仰卧位，两腿弯曲，双手抱双膝，测量两坐骨结节内缘间的距离，正常值为 8.5 ~ 9.5 cm。也可用检查者的手拳估测，能容纳成人横置手拳则属正常。若小于 8 cm 应加测出口后矢状径。

(5)耻骨弓角度：用两拇指尖斜着对拢，放置于耻骨联合下缘，左右两拇指平放在耻骨降支上面。测量两拇指之间的角度为耻骨弓角度。正常值为 90°，小于 80°为异常。

3. **操作后**

(1)扶孕妇坐起下床。

(2)告知孕妇检查结果。

(3)向孕妇作孕期健康指导。

**【注意事项】**

1. 关爱孕妇，注意保暖、遮挡。

2. 检查时体位及手法要正确，动作轻柔。

3. 注意保护孕妇隐私。

(李丽琼)

# 实训项目二 正常分娩期妇女的护理

【实训目的】

1. 学会做产科阴道检查，以判断产程进展。

2. 掌握将产妇送至产房做接生准备的时机。

3. 能完成接生前的准备工作，学会产前外阴的消毒与铺巾。

4. 熟悉平产接生的步骤，学会平产接生。

5. 学会与产妇交流沟通，关心体贴产妇，并能提供有效的产时指导。

【案例导入】

李女士，24 岁，$G_1P_0$，因停经 39 周，阵发性腹痛 5 小时于 2016 年 5 月 20 日入院。末次月经 2015 年 8 月 20 日。停经后无明显早孕反应，孕期定期产检无异常。入院前 5 小时无明显诱因出现阵发性下腹痛，无阴道流水及其他不适。平素体健，月经规则，无痛经史。

入院检查：一般情况好，三测正常，血压 100/60 mmHg，体重 60 kg，身高 160 cm，心肺无异常。产科检查：宫高 32 cm，腹围 99 cm，预测胎儿体重约 3.4 kg，宫缩 30 s/5 ~ 6 min，胎方位 LOA，胎心音 130 次/分，先露头，已入盆，骨盆外测量正常。

请为其进行产科阴道检查，以了解产程进展；宫口开全后为其做接生准备且接生。

【实训要求】

1. 分组　每小班分 3 大组，每大组 16 ~ 20 人，由一带教老师负责指导实训，每一大组学生再分 4 小组，每小组 4 ~ 5 人。

2. 实训前　每小组学生实训前一周熟悉案例及正常分娩期妇女的护理内容，并自主分工，利用课余时间，角色扮演，练习与产妇的交流沟通。

3. 实训时(老师指导、学生反复练习)着装规范、仪表端庄，学生依据案例内容，做好实训准备工作，并在分娩模型上进行产科阴道检查，接生准备与平产接生。其中需与产妇有效沟通(交流沟通时，由产妇扮演者配合)，告知产妇产程进展，并作好产时健康指导。

4. 实训后　整理用物，打扫实训室卫生，撰写实训报告。

【实训步骤】

## 任务一 产科阴道检查

在分娩过程中，进行阴道检查，可了解宫颈软硬度，颈管消退情况、宫口扩张程度，胎先露及先露高低，胎位、是否破膜等，有助于评估产程进展，及时发现难产倾向，正确处理产程，保障母子平安。

**1. 操作前**

(1)用物准备：产床、分娩模型、胎心听诊器或胎儿监护仪、治疗车、无菌持物筒、无菌持物钳、无菌包(内装弯盘 2 个、止血钳或长镊子 2 个)、0.5% 聚维酮碘(碘伏)溶液 1 瓶、无菌干纱布缸、无菌治疗巾、无菌手套、一次性垫单。

(2)环境准备：关好门窗、保持室内温度24℃～26℃，湿度50%～60%。必要时设置屏风或隔帘遮挡产妇。

(3)产妇准备：排空膀胱。

(4)护士准备：穿工作服、戴口罩帽子，六步洗手。

(5)健康评估：与产妇交流，询问腹痛情况，是否破膜。评估宫缩、胎心音。告知产妇分娩是一个正常生理现象，并说明操作目的，取得其配合。

**2. 操作中**

此操作多在病房或待产室完成。

(1)臀下铺一次性垫单，协助产妇仰卧并脱去一侧裤腿，两腿屈曲分开，暴露外阴。

(2)护士位于产妇右侧，用0.5%碘伏纱布消毒2遍。消毒顺序(由内至外)：尿道口、阴道口→小阴唇→大阴唇→阴阜→腹股沟→大腿内侧上1/3→会阴→肛周及肛门。

(3)阴道检查：右手戴无菌手套，拇指及无名指分开两侧大、小阴唇，示指及中指并拢缓慢轻柔进入阴道内，注意避免碰及肛周。用指端掌侧探查子宫颈口，扪清宫颈边缘，估计宫颈管消退和宫口扩张情况。摸清是否破膜，先露部为胎头或是胎臀，如为胎头，在宫颈扩张较大时触清矢状缝及囟门确定胎位(矢状缝和囟门是确定胎位的重要标志)，并判断胎头下降程度。注意先露部周围有无血管波动。

(4)用无菌干纱布擦干外阴，移走臀垫。

**3. 操作后**

(1)告知产妇检查结果。

(2)交代注意事项：如破水时、有肛门坠胀要及时告知医务人员。

(3)整理用物、洗手，做好记录。

## 任务二　接生准备

初产妇宫口开全(经产妇宫口开3～4 cm)，应被送至产房作接生准备。

**1. 操作前**

(1)用物准备：①产床、分娩模型、胎心听诊器或胎儿监护仪、治疗车、无菌持物筒、无菌持物钳、婴儿吸痰器。②外阴消毒用物：无菌包(内装弯盘2个、止血钳或长镊子2个)、20%肥皂水、温开水1000 mL(水温39℃～41℃)、0.5%聚维酮碘(碘伏)溶液1瓶、冲洗壶、无菌干纱布缸、无菌治疗巾、无菌手套、一次性垫单、一次性便盆。③接生用物：无菌产包(手术衣2件、中单1个、裤腿2个、大孔巾1个、小无菌巾3块、棉签2支、脐带卷1只、气门芯1只、弯盘1个、聚血盆1个、止血钳3把、卵圆钳1把、脐带剪1把、洗耳球1个、纱布若干)；会阴切开包1个(会阴侧切剪1把、线剪1把、持针器1把、有齿镊、无齿镊各1把、药杯1个、圆针、三角针各1个、丝线、纱布)；可吸收线；一次性注射器。④婴儿用物：详见本书“实训项目三之任务一　新生儿出生时的护理”。

(2)环境准备：关好门窗、保持室内温度24℃～26℃，湿度50%～60%。必要时设置屏风或隔帘遮挡产妇。

(3)产妇准备：排空膀胱，适时被送至产房。

(4)护士准备：穿工作服、戴口罩帽子，六步洗手。

(5)健康评估：与产妇交流，询问腹痛情况，是否破膜。评估宫缩、胎心音。告知产妇分娩是一个正常生理现象，解释操作目的，取得其配合。

**2. 操作中**

(1)安排合理体位：扶产妇上产床，臀下铺一次性垫单，协助其脱去裤子，多取膀胱截石位，充分暴露外阴部。

(2)消毒外阴：阴道口开始见胎头时，护士站在产妇双腿中间依次擦洗、消毒外阴：①第一遍：用肥皂水擦洗外阴。顺序(由上至下，由外至内)：阴阜→大腿内侧上1/3→腹股沟→大阴唇→小阴唇→会阴→肛周及肛门。②第二遍：用温开水冲洗。顺序：先用无菌纱布堵住阴道口，按第一遍顺序冲洗，冲洗完后取出阴道口纱布。③第三遍：用0.5%碘伏消毒。消毒顺序(由内至外，由上至下)：尿道口、阴道口→小阴唇→大阴唇→阴阜→腹股沟→大腿内侧上1/3→会阴→肛周及肛门。④用无菌干纱布擦干，移走臀垫，垫上无菌治疗巾。

(3)铺无菌巾：①检查无菌产包消毒时间，打开产包外包布。②按外科洗手消毒。③打开产包内包布。④穿无菌手术衣、戴无菌手套。⑤铺臀下无菌垫单。⑥铺臀部无菌中单。⑦穿无菌裤腿：先左后右。⑧铺无菌孔巾。⑨放置保护会阴无菌巾。⑩接产用物摆放整齐，盖无菌纱布。

**3. 操作后**

(1)指导产妇屏气用力。

(2)及时告知产妇产程进展，鼓励其对分娩充满信心。

(3)胎头拨露致阴唇后联合紧张时开始接生。

## 任务三　平产接生

平产即顺产，指影响分娩的因素均正常且能相互适应，胎儿能顺利从产道娩出。

**1. 操作前**

(略)。同本实训项目之“任务二　接生准备”。

**2. 操作中**

(1)接生者按外科洗手消毒、穿无菌手术衣、戴无菌手套后，站于产妇右侧或两腿中间。

(2)保护会阴：当胎头拨露使阴唇后联合紧张时，开始保护会阴。接生者将消毒巾盖于会阴部，右肘支在产床上，右手拇指与其余四指分开，用手掌大鱼际肌顶住会阴部。每当宫缩时，向上内方托压，同时左手应轻轻下压胎头枕部，协助胎头俯屈和使胎头缓慢下降。宫缩间歇时，保护会阴的右手稍放松，防止压迫过久引起会阴水肿。

(3)娩出胎儿：当胎头枕部在耻骨弓下露出时，左手按分娩机制协助胎头仰伸。此时若宫缩强，嘱产妇张口哈气，解除腹压的作用，让产妇在宫缩间歇时稍向下屏气，使胎头缓慢娩出。胎头娩出后，不要急于娩出胎肩，而应以吸耳球或一次性吸管吸出其口鼻内的黏液和羊水，然后协助胎头复位和外旋转。接着接生者的左手将胎儿颈部向下轻压，使前肩自耻骨弓下先娩出，继之再托胎颈向上，使后肩从会阴前缘缓慢娩出。双肩娩出后松开保护会阴的手。

(4)记录胎儿娩出时间。胎儿娩出后，将弯盘放于产妇臀下接血，以便计算出血量。

(5)新生儿处理：①清理呼吸道；②Apgar 评分；③处理脐带等。（详见“实训项目三之任务一　新生儿出生时的护理”）

(6)协助胎盘胎膜娩出：当确认胎盘已完全剥离后，在宫缩时以左手拇指置于子宫前壁，其余四指放于子宫后壁，握住宫底，同时右手轻拉脐带，协助胎盘娩出。当胎盘娩出至阴道口时，接生者用双手捧住胎盘，向一个方向旋转并向外牵拉，协助胎膜完全剥离。如胎膜排出过程中发现胎膜部分断裂，可用血管钳夹住断裂上段的胎膜，再继续向原方向旋转，直至胎膜完全排出。

(7)检查胎盘胎膜：胎盘胎膜娩出后，将胎盘铺平，先检查胎盘母体面的胎盘小叶有无缺损，然后将胎盘提起，检查胎膜是否完整，再检查胎盘胎儿面边缘有无血管断裂，及时发现副胎盘。

(8)检查软产道：胎盘娩出后，仔细检查会阴、小阴唇内侧、尿道口周围、阴道及宫颈有无撕裂。如有撕裂应立即缝合。

(9)产后观察 2 小时：产后注意观察子宫收缩情况、子宫底高度、膀胱充盈、阴道流血量、会阴及阴道有无血肿等，并测量血压、脉搏等。换上干净臀垫，穿上衣物，注意保暖。若阴道流血量不多，但子宫收缩不良，子宫底上升者，提示宫腔内有积血，应挤压子宫底排出积血，并给予子宫收缩剂，预防产后出血。若产妇自觉有肛门坠胀感，多提示有阴道后壁血肿，应行肛查，确诊后给予及时处理。观察 2 小时无异常，将产妇送至休养室休养。

3. **操作后**

(1)协助产妇整理好衣物，询问其有无不适。继续观察宫缩、阴道流血情况等。

(2)告知产妇家属分娩结局及新生儿情况。

(3)整理用物、洗手。

(4)填写分娩记录单。并做好产后健康指导。

**【注意事项】**

1. 关爱产妇，注意保暖、遮挡，保护产妇隐私。
2. 严格无菌操作，操作时动作轻柔、认真仔细。
3. 胎儿娩出后不要急于娩出胎盘。产后常规行阴道检查及肛门检查。

（刘　丹）

# 实训项目三　正常新生儿的护理

【实训目的】

1. 能对刚出生的新生儿进行Apgar评分，清理呼吸道，脐带的处理及一般护理。

2. 学会给新生儿沐浴，以促进新生儿舒适、生长。

3. 学会给新生儿作眼部、脐部、皮肤的护理。

4. 关爱新生儿，学会与产妇及其家属交流沟通。

【案例导入】

1. 某胎龄40周新生儿，出生时体重3000g。1分钟Apgar评分10分，无畸形，无产伤，无药物过敏史，无家族特殊疾病史。

请在模型上模拟新生儿出生时的护理。

2. 若该新生儿已出生第2天，全身皮肤红润，哭声响亮，食奶吸吮有力，无呛咳及呕吐，大小便正常。体温36.5℃、心率120次/分、呼吸45次/分，心肺听诊无异常，腹软。肝脾触诊不大。脐带未脱落、无渗液，臀不红。

请在模型上模拟新生儿沐浴及脐部等的护理。

【实训要求】

1. 分组　每小班分4大组，每1大组10~15人，由带教老师负责指导实训。每一大组学生再分4小组，每小组4~5人。

2. 实训前　每小组学生实训前熟悉案例内容及新生儿出生时的护理与新生儿沐浴的相关知识。

3. 实训时（老师指导，学生反复练习）　学生着装整齐，依据案例内容，做好实训准备工作，在新生儿模型上模拟做新生儿出生时的护理及新生儿沐浴。

4. 实训后　整理用物，打扫实训室卫生，撰写实训报告。

【实训步骤】

## 任务一　新生儿出生时的护理

新生儿出生时要经历胎儿向新生儿的转换，正确的处理可帮助胎儿很好地完成此转变，保证新生儿的健康。

**1. 操作前**

（1）用物准备：①模型及设备：新生儿模型、婴儿磅秤、新生儿辐射台（处于功能状态）、治疗车；②清理呼吸道用物：婴儿吸痰器（或洗耳球）、一次性吸痰管1根；③处理脐带用物：无菌手术衣1件、无菌手套2双、治疗巾、无菌弯盘1个、无菌脐带剪、线剪各1把、无菌直止血钳2把、脐带夹或气门芯1个，5%聚维酮碘溶液、75%乙醇、无菌纱布、无菌棉签、脐带布；④婴儿包（外包被1件、内衣内裤1套、尿布1块、手圈足圈各1只、胸牌1块）；⑤其他用物：大小毛巾、皮尺、听诊器、笔、新生儿病历等。

(2)环境准备：保持分娩室室内温度26℃～28℃，湿度50%～60%。

(3)护士准备：着装规范、整洁，戴口罩帽子，修剪指甲，取下手饰物品，六步洗手。

(4)健康评估：核对床位姓名，评估分娩过程及新生儿出生时的肤色、呼吸、肌张力、反射等情况。

**2. 操作中**

(1)按外科手术洗手、穿无菌手术衣、戴无菌手套。

(2)清理呼吸道：分娩中，当新生儿头刚娩出时，立即用洗耳球吸出胎儿口腔、鼻腔黏液和羊水。新生儿娩出后，立即将其仰卧于干净、干燥的布单上，头稍向后仰，再用婴儿吸痰器或一次性吸痰管吸净其口腔、咽喉部、鼻腔黏液。确认呼吸道通畅而未啼哭时，可用手轻拍新生儿足底，刺激其啼哭。

(3)Apgar评分：出生后1分钟、5分钟依据新生儿的呼吸、心率、肤色、肌张力、喉反射五项体征各评1次。正常每项满分2分，总分满分10分。若评分8～10分属正常新生儿。否则属窒息新生儿，需按新生儿窒息复苏进行抢救。

(4)擦干皮肤：用纱布擦除新生儿全身皮肤上的羊水、血迹。

(5)断脐：在新生儿娩出后1～2分钟断脐。先用一把止血钳在距脐根10～15 cm处钳夹脐带，再把套上气门芯的止血钳在距脐根0.5～1 cm处钳夹脐带，并于此钳外侧0.5～1 cm处剪断脐带。接着牵引气门芯上的棉线，套于钳夹部位下的脐带残端，取下止血钳。

(6)消毒包扎脐带：挤出脐带断端的残余血液，用75%乙醇消毒脐带根部及周围，用5%聚维酮碘溶液消毒脐带断面。待脐带断面干后，以无菌纱布覆盖，再用脐带布包扎。

(7)让产妇确认新生儿性别。

(8)全身体格检查：测量体重、头围、身长；检查五官有无畸形、出血，头顶部有无产瘤或血肿；有无斜颈；心肺听诊有无异常；四肢有无畸形；肛门有无闭锁；各种反射是否正常。

(9)新生儿标记：按新生儿足底印及产妇拇指印于新生儿病历上；新生儿手圈、足圈、胸牌上作好母亲姓名、床号、住院号、新生儿性别、出生日期的标记。

(10)将产妇乳头用温湿毛巾擦干净，再将新生儿抱给母亲，进行首次吸吮乳头。

(11)给新生儿穿好衣服，插好尿片，系好包被。

**3. 操作后**

(1)与产妇及其家属沟通，告知新生儿情况。

(2)并将新生儿放入休养室内有家属看管的婴儿床上，交代其注意事项。

(3)关闭设备，整理用物，洗手。

(4)填写新生儿记录单并签名。

## 任务二　新生儿沐浴

新生儿期是指新生儿出生后4周(28天)。在这段时期内，每天进行新生儿沐浴，清洁皮肤，促进血液循环，并细致周到地做好眼部、脐部等的护理，有助于新生儿的生长发育。

**1. 操作前**

(1)用物准备：①模型及设备：婴儿推车、磅称、婴儿沐浴池或沐浴盆、新生儿处理台。②沐浴包：外包布1块、内包布1块、浴垫1块、外包被或睡袋1件、内衣裤1套、尿布1块、护脐贴1个、大浴巾1条、大小毛巾各1条。③消毒方盘：弯盘2个、婴儿浴液、洗发液各1瓶、婴儿爽身粉1瓶、体温计1支、指甲剪1把、液体石蜡油缸1个、无菌纱布缸1个、无菌镊子、消毒棉签1包、生理盐水、75%乙醇1瓶、0.5%碘伏溶液1瓶、5%～10%硝酸银溶液、5%鞣酸软膏或护臀油、眼药水1支、持物钳1把、持物筒1个。④其他用物：听诊器、新生儿病历夹、笔、污物盘、垃圾桶等。

(2)环境准备：关闭门窗，室温调节至26℃～28℃，水温约38℃～42℃。保持室内整洁、舒适。

(3)新生儿准备：沐浴前不喂奶。

(4)护士准备：着装规范、整洁，戴口罩，修剪指甲，取下手饰物品，六步洗手。

(5)健康评估：核对新生儿姓名、性别、床号，向家属询问新生儿睡眠、大小便、喂养等情况。评估新生儿肤色、呼吸、心率、脐部等有无异常。向家属解释沐浴的目的，取得其配合。

**2. 操作中**

(1)解开新生儿包被，脱去衣物，用浴巾包裹新生儿全身(保留尿布)。

(2)测体重、量体温并记录。

(3)沐浴：

1)调试水温：调试热水器水温至38℃～42℃(用手腕内侧或手背测试)，铺温热水沐浴床垫。

2)清洗眼、耳、面部及头部：左手掌托住新生儿的头颈部，用拇指和中指将新生儿双耳向内盖住耳孔，防止水流入造成内耳感染。左手臂托住新生儿身体并夹于腋下，用小毛巾为新生儿擦洗双眼(由内眦到外眦)、耳、面部及头部。注意擦洗耳后皮肤皱褶处。洗发液清洗头部，用清水洗净，大毛巾擦干。

3)清洗全身：将裹住新生儿的大毛巾褪去，左手托住新生儿头颈部，右手托住双足，稳放于沐浴床垫上，脐带未脱者，防止温水浸湿。用婴儿浴液依次洗颈、腋下、上肢、胸腹部、腹股沟、外生殖器、下肢，最后洗后背及臀部，注意洗净皮肤皱褶处，女婴注意清洗会阴处，用流动水洗干净。

4)体格检查：将新生儿抱至沐浴台，用大毛巾擦干全身。由上至下，由前至后检查新生儿全身各部位有无异常。有异常者报告医生。

5)眼部护理：①左手固定新生儿头部；②右手用蘸了无菌生理盐水的棉签从内眦到外眦轻轻擦拭两眼部；③滴眼药水：将小毛巾放新生儿眼睛外侧，用左手拇指、示指轻轻分开新生儿的上下眼睑，右手持眼药水瓶至离眼1～2 cm，勿触及睫毛及睑缘，滴1～2滴药液至结膜囊内后放开手，用消毒棉签轻轻擦去眼周药液。

6)皮肤护理：在皮肤皱褶处颈部、腋窝、腹股沟处扑婴儿爽身粉或涂抹护肤霜，女婴注意遮盖会阴部。如有红臀者，遵医嘱涂抹5%鞣酸软膏，并予按摩。也可采用暴露法，即取下尿布，不加包扎等。

7)脐部护理：①充分暴露脐根部：左手拇、示指绷紧脐轮周围皮肤或轻提脐带结扎线暴露脐根部，用无菌干棉签吸干脐部水分。②消毒：右手持棉签蘸取75%乙醇由脐根部环形向外消毒2遍。③用无菌纱布覆盖，保持脐部。

8)穿好衣服并核对：兜好尿布，穿好衣服，检查手圈、足圈字迹是否清晰，不清晰者及时补上。核对新生儿标牌上的床号、姓名、性别、日龄，裹好包被，在包被上系标牌。

9)将新生儿送回母婴休养室，核对产妇与新生儿信息无误后，将新生儿交给其母亲。

3. **操作后**

(1)关闭设备、整理用物，洗手。

(2)填好新生儿沐浴记录单。

(3)向母亲宣教新生儿护理知识。

**【注意事项】**

1. 沐浴应在喂奶前或婴儿进食后1小时进行。

2. 婴儿头如有皮脂结痂，不可用力去除，可涂油剂浸润，如液状石蜡、植物油等，待痂软化后清洗。

3. 操作时注意保暖，动作轻柔、敏捷，减少暴露，防止新生儿受凉。

4. 注意安全：沐浴时，水压不可过大，水不要直接对着皮肤冲洗；婴儿浴液不要直接倒在新生儿皮肤上；避免浴水进入新生儿鼻、耳；注意保护未脱落的脐带残端，避免脐部被水浸泡或污水沾湿脐部；颈下扑爽身粉时要用手掌遮盖新生儿口鼻，防止粉末吸入呼吸道。

5. 注意观察：沐浴时注意观察皮肤和全身情况、肢体活动等，沐浴过程中，注意观察面色、呼吸，如有异常应及时处理。

（文世红）

# 实训项目四 新生儿窒息复苏及配合

新生儿窒息复苏是抢救窒息新生儿，帮助其建立有效呼吸、循环，从而降低新生儿窒息的死亡率和伤残率。

**【实训目的】**

1. 熟悉新生儿的评分与监测内容，能准确地对新生儿进行护理评估。

2. 熟悉新生儿窒息复苏的步骤，能对新生儿窒息者施行初步复苏。

3. 能对新生儿窒息者进行复苏及配合。

4. 关爱新生儿，学会与产妇及其家属交流与沟通。

**【案例导入】**

王女士，35 岁，孕 36 周检查，医生诊断为妊娠高血压疾病、胎盘早剥。剖腹产娩出一女婴，出生时体重 2800g，身长 45 cm，皮肤苍白，无自主呼吸，心率 85 次/分，弹足底无反应，四肢松软。

请为新生儿立即施行复苏术。

**【实训要求】**

1. 分组 每小班分 4 大组，每 1 大组 10 ~ 15 人，由一带教老师负责指导实训。

2. 实训前 学生实训前一周熟悉案例内容及新生儿窒息复苏的知识，由实训大组长负责，利用课余时间，组织大组成员一起讨论分析案例，评估患儿病情，制定复苏步骤及措施。

3. 实训时(老师指导、学生反复练习) 学生着装整洁，依据案例内容，做好实训准备工作。并分工合作，在模型上模拟新生儿窒息复苏及其配合工作。

4. 实训后 整理用物，打扫实训室卫生，撰写实训报告。

**【实训步骤】**

**1. 操作前**

(1)用物准备：①新生儿复苏模型、婴儿磅称、婴儿吸痰器、预热的开放式辐射台，大毛巾、肩垫、塑料薄膜(保鲜膜)、脉搏血氧检测仪。②根据患儿胎龄选择合适型号吸痰管(早产儿选择 8F，足月儿选择 10F)、吸球。③新生儿复苏气囊：根据胎龄选择合适型号面罩。④气管内导管、导丝、喉镜(根据胎龄选择喉镜片)、口咽通气道、固定胶布。⑤胎粪吸引管。⑥氧源、空氧混合器。⑦肾上腺素、生理盐水等急救药品。⑧其他：注射器(1 mL、10 mL、20 mL)、无菌手套 2 副、新生儿胃管、听诊器等。

(2)环境准备：关好门窗、保持室内温度 26℃ ~28℃，湿度 50% ~60%。

(3)患儿准备：于脐带中间断脐后，速将患儿转移至已预热的辐射台上。

(4)护士准备：通知抢救人员到位，自身着装规范整洁，六步洗手。

(5)健康评估：①评估病情：按 Apgar 评分法评估新生儿，内容包括心率、呼吸、对刺激的反应、肌张力和皮肤颜色等 5 项。每项 0 ~ 2 分，总分 10 分，8 ~ 10 分正常，4 ~ 7 分为轻度窒息，0 ~ 3 分为重度窒息。出生后 1 分钟评分区别窒息程度，5 分钟及 10 分钟评分有助于判断复苏效果和预后。

**新生儿 Apgar 评分法**

| 体征 | 评分标准 | | | 生后评分 | |
|---|---|---|---|---|---|
| | 0 | 1 | 2 | 1 分钟 | 5 分钟 |
| 皮肤颜色 | 青紫、苍白 | 躯干红、四肢青紫 | 全身红 | | |
| 心率(次/分) | 无 | <100 | >100 | | |
| 弹足底或插鼻管反应 | 无反应 | 有些动作，如皱眉 | 哭、喷嚏 | | |
| 肌肉张力 | 松弛 | 四肢略屈曲 | 四肢能活动 | | |
| 呼吸 | 无 | 慢、不规则 | 正常，哭声响 | | |

②复苏原则：按 ABCDE 复苏方案。A(air way)：清理呼吸道；B(breathing)：建立呼吸，增加通气；C(circulation)：维持正常循环，保证足够心搏出量；D(drug)：药物治疗；E(evaluation and environment)：评价和复苏后护理。其中 ABC 步最为重要，A 是根本，B 是关键。

**2. 操作中**

(1)出生后快速评估：①足月吗？②羊水清吗？③有哭声或呼吸吗？④肌张力好吗？快速评估 4 项中有 1 项为“否”，则进行以下初步复苏。

(2)初步复苏：①保暖：置新生儿于已预热的辐射保暖台上。对体重 <1000 g 的极低出生体重儿，有条件可将其头部以下躯体和四肢放在清洁的塑料袋内，防止热量的散失。②摆正体位：新生儿头轻度仰伸位(鼻吸气位)，肩下垫一软枕。③清理呼吸道：新生儿娩出后，先用纱布擦拭口腔内羊水和胎粪。用吸球或吸管清理分泌物，先口咽后鼻腔，吸管的深度适当，吸引时间不超过 10 秒，吸引器的负压不应超过 100 mmHg(1 mmHg = 0.33 kPa)。若为胎粪样羊水，需在喉镜直视下气管插管吸引清除气管胎粪。④擦干：快速擦干全身，拿掉湿毛巾，更换干毛巾包裹新生儿。⑤刺激：用手拍打或用手指轻弹新生儿的足底或摩擦背部两次，以诱发自主呼吸。⑥重新摆正体位。

(3)正压通气：初步复苏 30 秒后再评估心率、呼吸。若呼吸正常，心率 >100 次/分，可常规护理。若呼吸暂停或喘息样呼吸，或心率 <100 次/分，需进行正压通气。

1) 选择合适面罩，封住患儿口鼻，保持密闭，防止漏气。E－C 手法：左手拇指和示指固定面罩，其余三指抬下颌保证气道通畅；固定时注意不要扣住新生儿的眼睛。

2)通气频率 40 ~60 次/分。

3)通气压力需要 20 ~25 $cmH_2O$(1 $cmH_2O$ =0.098 kPa)。

4)初始氧浓度可以为 21%，之后根据氧饱和度调节氧浓度。

有效的正压通气应显示心率迅速增快，以心率、胸廓起伏、呼吸音及氧饱和度来评价。注意持续气囊面罩正压通气( >2 分钟)可产生胃充盈，应常规插入 8F 胃管。

(4)胸外按压：经 30 秒充分正压通气后评估，若有自主呼吸，且心率≥100 次/分，可逐步减少并停止正压通气；若自主呼吸不充分，或心率 <100 次/分，须继续用气囊面罩或气管插管施行正压通气，并检查及矫正通气操作；若心率 <60 次/分，予气管插管正压通

气并开始胸外按压。

1)按压方法：①拇指法(首选)：双手拇指并排或重叠于患儿胸骨体下1/3处，其他手指环抱胸廓支撑背部。②双指法：右手示指和中指尖放在胸骨上，左手支撑背部。

2)按压部位：新生儿两乳头连线中点的下方，即胸骨体下1/3。

3)按压深度：约为前后胸直径的1/3(约1.5~2 cm)，产生可触及脉搏的效果。注意放松时拇指或其余指不应离开胸壁，放松时间小于按压时间。

4)按压－通气比例：按压－通气比为3∶1，即90次/分按压和30次/分呼吸，达到每分钟约120个动作。因此，每个动作约为0.5秒，2秒内3次胸外按压加1次正压通气。

(5)药物应用：胸外按压45~60秒后评估，若心率>60次/分停止按压，继续正压通气30秒后再评估；若心率<60次/分，考虑应用药物。

1)肾上腺素：①剂量：1∶10000肾上腺素。首选静脉给药，0.1~0.3 mL/kg；气管内给药，0.5~1 mL/kg。必要时3~5分钟重复1次。②途径：脐静脉导管(或脐静脉)或外周静脉给药，气管内给药。

2)扩容：①指征：有低血容量、怀疑失血或休克对其他复苏措施无反应时。②液体：等渗晶体溶液，推荐使用生理盐水。③方法：首次剂量为10 mL/kg，经外周静脉或脐静脉缓慢推入(>10分钟)。可重复注入1次。

(6)复苏后护理：应用药物后应继续正压通气和胸外按压，持续至少45秒；若心率>60次/分停止胸外按压，继续正压通气30秒再评估；若心率≥100次/分，可逐步减少并停止正压通气，进行复苏后护理。如：保持新生儿呼吸道通畅、保暖、氧气吸入、观察各项生命体征的变化等。

**3. 操作后**

(1)整理用物，洗手。

(2)做好复苏记录。

(3)继续严密观察患儿病情，发现异常及时报告医生。

(4)耐心细致地解答病情，告诉家长患儿目前的情况和可能的预后，帮助家长树立信心，促进父母角色的转变。

**【注意事项】**

1. 注意复苏时复苏人员应明确分工，争取时间，有效合作。

2. 复苏时遵循：评估→决策→措施的基本程序。评估主要基于呼吸、心率、氧饱和度。评估和保暖贯穿复苏全过程。复苏过程中随时评价以确定采取正确的方法。

3. 复苏时注意动作规范、准确，防止并发症的发生。胸外按压时需大声计数。

4. 及时与产妇和家属沟通患儿最新情况，以取得理解与支持。

(文世红)

# 实训项目五　子痫患者的护理

**【实训目的】**

1. 能对子痫患者进行护理评估、提出主要护理诊断、制定急救护理措施。

2. 学会对子痫患者施行急救护理。

3. 学会与患者交流沟通，消除其紧张焦虑心理。

**【案例导入】**

王某，30岁，孕1产0，因停经35周伴有头痛、眼花1周，抽搐2次于2016年5月30日上午入院。平素月经周期约30天，经期5天，末次月经2015年9月29日，预产期2016年7月6日。停经后无明显不适，孕期定期产前检查，于孕32周发现高血压，未服降压药。入院前1周出现头痛、眼花，并抽搐2次。每次抽搐几秒钟后自然停止。既往体健。

入院检查：神志清楚，一般情况可，血压150/100 mmHg，心肺听诊无异常，腹部膨隆，宫底在脐剑之间，无宫缩，LOA，胎心144次/分，双下肢水肿（++），蛋白尿（++）。骨盆外测量：髂棘间径24 cm，髂嵴间径27 cm，骶耻外径19 cm，出口横径9 cm。

请进行护理评估，提出护理诊断，并制定主要护理措施。

**【实训要求】**

1. 分组　每小班分3大组，每1大组16~20人，由一带教老师负责指导实训。

2. 实训前　每1大组学生实训前一周熟悉案例内容及妊娠高血压疾病知识，由实训大组长负责，利用课余时间，组织大组成员在一起讨论分析案例，收集护理评估内容、提出护理诊断、制定主要护理措施。

3. 实训时（老师指导）　着装整齐，学生依据案例内容，做好实训准备工作，然后将实训前讨论的结果由学生代表发言汇报。再由带教老师点评、归纳总结。然后带教老师指导学生在孕妇扮演者或孕妇模拟人上实施子痫的急救护理。学生再分4小组，反复练习。

4. 实训后　整理用物，打扫实训室卫生，撰写实训报告。

**【实训步骤】**

**1. 操作前**

（1）用物准备：案例纸制资料、病历夹、笔、纸、医用床铺、床栏、孕妇模拟人、开口器，舌钳、压舌板、无菌纱布若干、血压计、听诊器等。

（2）环境准备：关好门窗，拉好窗帘，无关人员请出病室。

（3）孕妇准备：置单间病室，头偏向一侧。

（4）护士准备：穿白大褂、戴帽子，六步洗手。

（5）案例分析：

1）护理评估：①停经35周伴有头痛、眼花1周，抽搐2次；②孕32周发现高血压，现血压150/100 mmHg；③腹部膨隆，宫底在脐剑之间，无宫缩，LOA，胎心144次/分；④双下肢水肿（++），蛋白尿（++）；⑤骨盆外测量正常：髂棘间径24 cm，髂嵴间径27 cm，骶耻外径19 cm，出口横径9 cm。

2)护理诊断：体液过多、有母儿受伤的危险、潜在并发症(脑溢血、胎儿宫内窘迫等)。

3)急救护理措施：①专人护理；②将患者置单间暗室，避免声光刺激；③保持呼吸道通畅；④避免抽搐时唇舌咬伤及摔伤；⑤遵医嘱用药，观药物反应；⑥留置导尿管，记24小时出入量；⑦观产兆及有无并发症发生。

**2. 操作中**

1)专人看护，备好开口器、舌钳、压舌板等抢救物品。

2)置患者于单人间，平卧，头偏向一侧，给患者戴墨镜、避免声光刺激。

3)吸氧，及时清理口腔分泌物及呕吐物，有活动性假牙取出。

4)加床栏，有抽搐时立即将开口器置患者上下牙间，用舌钳将舌头固定避免后坠，或用无菌纱布包绕压舌板置患者上下磨牙之间。

5)迅速开放静脉，遵医嘱用药控制抽搐，并予心电监护。

6)留置导尿管，记24小时出入量。及时送血尿标本进行化验。

**3. 操作后**

(1)严观药物反应：若发现膝反射迟钝或消失；尿量 < 25 mL/h，呼吸 < 16次/分，应立即报告医生，停用硫酸镁，同时遵医嘱用10%葡萄糖酸钙10 mL静注解毒。

(2)观生命体征、瞳孔等病情变化，及时做好护理记录。

(3)观胎心音、宫缩。若已临产，做好终止妊娠的准备及新生儿窒息抢救准备工作。

**【注意事项】**

1. 关爱患者，保持病室清洁、整齐、安静。

2. 一切治疗和护理操作尽量轻柔、相对集中进行，避免干扰。

3. 昏迷时禁食、禁口服药。

(李丽琼)

# 实训项目六　妇科检查及常用特殊检查的配合

**【实训目的】**

1. 学会采集妇科护理病史。

2. 熟悉妇科检查及常用特殊检查的内容、步骤及注意事项。

3. 掌握妇科检查及常用特殊检查的护理配合。

4. 养成良好的人文素质及严谨求实的工作作风。

**【案例导入】**

某单位为维护女职工身体健康，组织女职工进行妇科病检查。请在模拟人上或模型上模拟妇科检查与常用特殊检查及其护理配合。

**【实训要求】**

1. 分组　每小班分三大组，每一大组 16 ~ 20 人，由三位老师负责指导实训。每一大组学生再分 4 小组，每小组 4 ~ 5 人。

2. 实训前　实训前一周，学生以大组为单位，熟悉情景案例及妇科检查与常用特殊检查内容，并自主分工，利用课余时间，角色扮演其女职工，医务人员，练习询问病史，进行健康史的评估。

3. 实训时（实训老师指导，学生反复练习）　着装整齐，学生依据情景案例内容，做好实训准备工作，然后角色扮演，询问其健康史。并在模型或模拟人上模拟案例内容进行妇科检查与常用特殊检查及其护理配合。其中要有与被检查者必要的交流与沟通。检查结束后告知被检查者检查结果，并做好健康指导。

4. 实训后　整理用物，打扫实训室卫生，撰写实训报告。

**【实训步骤】**

## 任务一　妇科检查及其配合

妇科检查又名盆腔检查，目的是了解妇女有无生殖器畸形，妇科疾病、是否妊娠等。

**1. 操作前**

（1）用物准备：妇科检查床、妇科检查模型或模拟人、一次性臀垫、治疗车、石蜡油、生理盐水、0.5% 碘伏溶液、无菌手套、无菌阴道窥器、立灯、屏风、卫生纸、污物桶等。

（2）环境准备：保持环境整洁齐、安静，调节室温至 24℃ ~26℃，关好门窗，无关人员请出检查室，用屏风遮挡患者。

（3）患者准备：排空膀胱，脱出裤腿、放置臀垫、取膀胱截石位仰卧于检查床上。

（4）护士准备：着装规范整洁，仪表端庄，六步洗手。

（5）健康评估：询问患者有无不适，告知检查目的及注意事项，取得其配合。

**2. 操作中**

（1）外阴检查：观察外阴发育情况、皮肤有无充血、肿胀、触痛及前庭大腺有无肿大，处女膜情况等；拇指和示指分开患者小阴唇，查看阴道口周围黏膜色泽及有无赘生物，嘱患者用力向下屏气，观察有无阴道前后壁膨出、子宫脱垂或尿失禁等。

(2)阴道窥器检查：检查者戴无菌手套，右手持窥阴器，让前后两叶前端合拢，表面涂生理盐水润滑。左手示指和拇指将患者两侧小阴唇分开，暴露阴道口，右手将前端合拢的窥阴器斜行沿阴道后壁缓慢插入阴道内，边推进边将窥阴器两叶转正，并逐渐张开两叶，暴露宫颈、阴道壁及穹隆部，观察子宫颈、阴道黏膜及分泌物有无异常。然后旋转窥阴器，充分暴露并观察阴道各壁。若无异常，合拢窥阴器两叶，取出窥阴器。若有异常，根据患者具体情况，行阴道分泌物悬滴检查，宫颈刮片或宫颈活检等特殊检查。

(3)双合诊：检查者戴无菌手套，右手(或左手)示指和中指涂擦润滑剂后放入阴道，另一手在腹部配合检查。逐项检查阴道、宫颈、子宫体、输卵管、卵巢及宫旁结缔组织和韧带，以及盆腔内壁情况。

(4)三合诊：一手示指放入阴道，中指插入直肠，检查内生殖器及盆壁与盆腔后部有无异常。通过三合诊能扪清后倾后屈子宫大小，发现子宫后壁、宫颈旁、直肠子宫陷凹、宫骶韧带和盆腔后部病变。

(5)直肠－腹部诊：适用于未婚、阴道闭锁或不宜行双合诊的患者。一手示指伸入直肠，另一手置于腹部配合检查，了解患者内生殖器及盆腔情况。

**3. 操作后**

(1)扶患者坐起下床，及时更换检查床上的臀垫。

(2)告知患者检查情况及注意事项。

(3)整理用物、洗手。

## 任务二　妇科常用特殊检查及配合

妇科常用特殊检查有宫颈脱落细胞检查、宫颈活检、诊断性刮宫、阴道后穹隆穿刺等。目的是明确妇科疾病的性质或治疗疾病。

**1. 操作前**

(1)用物准备：妇科检查床，妇科检查模型或模拟人，一次性臀垫，治疗车，石蜡油、生理盐水、0.5%碘伏，无菌手套；无菌载玻片、宫颈小毛刷，细胞保存液，无菌棉签；无菌器械包(双层外包布1块、双层内包布1块、孔巾1块，弯盘2只、小药杯2只、无菌干纱布、棉球若干，木制刮板、止血钳2把，阴道窥器、卵圆钳、宫颈钳、宫颈活检钳、长镊子、宫颈扩张器、刮匙、探针等)；多个标本瓶，10 mL注射器，立灯，屏风，卫生纸、污物桶等。

(2)环境准备：保持环境清洁、整齐、安静，调节室温至24℃～26℃，关好门窗，无关人员请出检查室，用屏风遮挡患者。

(3)患者准备：排空膀胱，脱去裤腿、放置臀垫、取膀胱截石位仰卧于检查床上。

(4)护士准备：着装规范整洁，仪表端庄，六步洗手。

(5)健康评估：询问患者有何不适，告知检查目的及注意事项，取得其配合。

**2. 操作中**

(1)宫颈脱落细胞检查：

1)宫颈刮片法：操作者戴无菌手套，放置窥阴器，暴露宫颈后将其固定，如白带过多，可先用干棉球轻轻拭去白带，用木质刮板在宫颈外口鳞状上皮与柱状上皮交界处，以宫颈外口为圆心，轻轻环刮一周，将刮取组织朝一个方向均匀地在玻片上涂一薄层，干燥后放于95%乙醇中浸泡、固定、送病理检查。

2)薄层液基细胞学(TCT)检查法：使用宫颈刷在子宫颈外口与颈管交界处轻轻转刷一周，然后将宫颈刷置入装有细胞保存液的小瓶中，轻轻摇动洗下宫颈刷上的脱落细胞。送病理检查。

(2)宫颈活组织检查

1)按妇科检查常规放置阴道窥器，暴露宫颈后固定。

2)常规用卵圆钳夹碘伏棉球消毒宫颈及阴道穹隆部3遍。

3)用宫颈活检钳在病灶明显处钳取组织，病灶不明显者在宫颈外口鳞-柱状上皮交界处3、6、9、12点等四处钳取组织。也可以在阴道镜直视下观察宫颈，发现宫颈病变可疑区使用活检钳夹取组织，可提高病检准确率。

4)颈管内病变者，也可用小号刮匙刮取颈管内组织。

5)所有活检取出组织分别放入装有95%乙醇的标本瓶内浸泡固定，标本瓶外贴好标签，注明患者姓名及取材部位，送病理检查。

6)活检后若有渗血，可在阴道内填塞带尾线纱布卷1块压迫止血，尾端留于阴道口外。

(3)诊断性刮宫

1)常规消毒外阴、阴道，术者戴口罩、帽子，按外科手术洗手消毒，穿无菌衣、戴无菌手套。

2)打开无菌刮宫包，用卵圆钳夹碘伏棉球消毒阴道及外阴3遍，铺孔巾。

3)双合诊检查了解子宫、附件情况。

4)用窥阴器暴露宫颈，再次消毒宫颈与宫颈管，用宫颈钳夹宫颈前唇或后唇，需分段诊刮时，则在后穹隆部置一干净湿纱布，轻刮宫颈管数周，若有组织刮出单独送病理检查。用右手以持笔式握宫颈探针，顺子宫方向进入宫腔直至宫底，探测宫腔深度。若宫颈内口过紧，可用宫颈扩张器扩张逐号(4至7号)缓慢扩张至小刮匙能进入为止。

5)阴道后穹隆处置盐水纱布一块，以刮匙顺序刮取宫腔内组织，特别注意刮宫底及两侧宫角处。取下纱布上的全部组织送病理检查。擦净阴道内血液，取下宫颈钳，再次消毒宫颈外口，注意观察宫颈及宫腔有无活动性出血。取下窥器，诊刮结束。若刮出物肉眼观察高度怀疑为癌组织时，不应继续刮宫，以防出血及癌扩散。若肉眼观察未见明显癌组织时，应全面刮宫，以免漏诊。

(4)阴道后穹隆穿刺：

1)常规消毒外阴、阴道，术者戴口罩、帽子，按外科手术洗手消毒，穿无菌衣、戴无菌手套。

2)打开无菌诊刮包，用卵圆钳夹碘伏棉球消毒阴道及外阴3遍，铺洞巾。

3)双合诊检查了解子宫、附件情况。

4)用阴道窥器暴露宫颈和阴道后穹隆并消毒，用碘伏棉球再次消毒后穹隆部，宫颈钳夹持宫颈后唇，向前上方牵拉，充分暴露后穹隆，再次消毒。5 mL注射器接上18号穿刺针头，检查针头无堵塞，在后穹隆中央，距宫颈、阴道交界下约 1 cm 处平行宫颈管刺入，进针 2 ~3 cm，有落空感时抽吸注射器。可适当改变方向或深浅度，如仍未抽出液体，可调整针头方向或进针深度或边退针边抽吸。

5）抽出液体后先肉眼观察抽出液性状，再送检或培养。穿刺抽出暗红色不凝固的血液，即可确诊为腹腔内出血。若穿刺时误入静脉，则血色较鲜红，滴在纱布上有一圈红晕，放置后数分钟内即可凝结。

6）拔出针头后观察穿刺点有无出血，若有活动性出血可用无菌纱布填塞压迫止血，再次消毒后穹隆，取出宫颈钳和阴道窥器。

**3. 操作后**

（1）扶患者坐起下床，到观察床上休息。及时更换检查床上已污染的垫单。

（2）告知其检查情况及检查后可能出现的不适。

（3）填写标本玻片、标本瓶上的标签信息，及时送病理检查。

（4）嘱宫颈活检、刮宫患者术后保持外阴卫生，2 周内禁性生活及盆浴，以防感染。

（5）病理报告出来后，根据结果，向患者解释。

**【注意事项】**

1. 注意选择合适时间检查，多在月经干净后 3 ~7 天检查。若为不孕症或功能失调性子宫出血患者，应选在月经前或月经来潮 6 小时内刮宫。

2. 检查前 24 小时内有性生活，或阴道内冲洗及塞药者禁检查。

3. 未婚者、月经期及阴道流血者禁阴道内检查。非检查不可者，应严格消毒。

4. 检查时要认真仔细，手法要正确，动作要轻柔。宫颈活检后出血，阴道内填塞的用来压迫止血的带尾线纱布卷，宜于术后 24 小时取出。

5. 有阴道出血者，术前术后遵医嘱给予抗生素。

6. 关爱患者，冬天检查注意保暖。

7. 注意保护患者隐私。

（彭　钠）

# 实训项目七　妇产科常用护理技术

妇产科常用护理技术包括会阴抹洗、阴道擦洗、会阴湿热敷等。主要用于手术前的准备，保持产后、会阴及阴道手术后的会阴清洁，促进伤口的愈合，以及妇产科疾病的局部治疗等。

**【实训目的】**

1. 学会会阴擦洗、阴道灌洗、会阴湿热敷的操作方法。

2. 学会与患者交流沟通，关心、体贴患者，养成严谨求实的工作作风。

**【案例导入】**

患者，女，68岁，农民，长期从事重体力劳动，早年生育5个孩子。10年前患者开始出现外阴肿物，于行走活动后加重，休息后稍缓解，外阴肿物可还纳，无其他不适，自行补中益气治疗。近半年，患者病情加重，外阴脱出物增大，不能还纳，诊断为“子宫Ⅲ度脱垂”。入院后拟行经阴道全子宫切除术及阴道前后壁修补术。护士术前5日开始对其进行阴道准备，每日阴道灌洗1次。术后除按一般外阴、阴道手术患者护理外，需每日行外阴擦洗2次，注意观察外阴伤口愈合情况。

请在模型上模拟对该患者的会阴擦洗、阴道灌洗、会阴湿热敷。

**【实训要求】**

1. 分组　每小班分3大组，每1大组16～20人，由一带教老师负责指导实训。

2. 实训前　学生实训前一周熟悉案例内容及妇科手术患者的护理知识，由实训大组长负责，利用课余时间，角色扮演，模拟练习健康评估。

3. 实训时（老师指导，学生反复练习）　学生着装整齐，依据案例内容，做好实训准备工作，并在妇科检查模型上模拟案例内容进行会阴擦洗、阴道灌洗、会阴湿热敷。操作中与患者进行必要的交流与沟通（交流沟通时，由小组成员配合）。

4. 实训后　整理用物，打扫实训室卫生，撰写实训报告。

**【实训步骤】**

## 任务一　会阴擦洗

**1. 操作前**

（1）用物准备：治疗车、治疗盘、治疗巾、消毒弯盘或治疗碗、无菌镊子或消毒止血钳2把、消毒液、无菌干纱布2块、无菌干棉球若干、一次性臀垫等。

（2）环境准备：室内温度适宜，无关人员回避，注意屏风遮挡。

（3）患者准备：排空膀胱，仰卧于检查床上，两腿屈曲分开，暴露外阴部。

（4）护士准备：着装规范整洁，仪表端庄，六步洗手。

（5）健康评估：询问患者病情，告知患者操作目的，取得其理解与配合。

**2. 操作中**

(1)用物准备齐全后置治疗车上，推治疗车至患者床旁右侧。核对患者姓名、床位及医嘱，作好解释。

(2)站于患者的右侧，治疗车后方。

(3)用一把镊子或消毒止血钳夹取浸有消毒液的棉球，用另一把镊子或止血钳夹住棉球进行擦洗。一般擦洗 3 遍，严格无菌操作。

第 1 遍擦洗顺序：阴阜→大腿内上 1/3→大阴唇→小阴唇→会阴及肛周。遵循自上而下、自外向内，初步擦净会阴部的污垢、分泌物和血迹等。

第 2 遍顺序：自内向外，或以会阴切口或尿道口为中心向外擦洗。依次擦洗小阴唇→大阴唇→阴阜→大腿内上 1/3→会阴及肛周。

第 3 遍擦洗顺序同第 2 遍，必要时，可根据患者的情况增加擦洗的次数，直至擦净。

(4)用无菌干纱布擦干外阴，取下已污染的臀垫。

**3. 操作后**

(1)协助患者整理好衣裤，盖好被子。

(2)作好健康宣教。

(3)整理用物，洗手。

(4)作好记录。

## 任务二　阴道灌洗

**1. 操作前**

(1)用物准备：阴道灌洗溶液 500 ~ 1000 mL、灌洗筒连接带有调节夹的橡皮管 1 个、灌洗头 1 个、窥阴器 1 个、无菌干纱布 2 块、一次性手套 1 副、便盆、中单橡胶布、输液架等。

(2)环境准备：室内温度适宜，无关人员回避，注意屏风遮挡。

(3)患者准备：排空膀胱，脱去裤子，铺臀垫，仰卧检查床上取膀胱截石位，暴露外阴部。

(4)护士准备：着装规范整洁，仪表端庄，六步洗手。

(5)健康评估：询问患者病情，告知患者操作目的，取得其理解与配合。

**2. 操作中**

(1)根据患者的病情配制相应灌洗液 500 ~ 1000 mL，将装有灌洗液的灌洗筒挂于床旁输液架上，其高度距床沿 60 ~ 70 cm，排去管内空气，试水温(41℃ ~43℃)适宜后备用。

(2)操作者戴一次性手套，右手持冲洗头，先用灌洗液冲洗外阴部，然后用左手将小阴唇分开，将灌洗头沿阴道纵侧壁的方向缓缓插入至阴道达阴道后穹隆部，边冲洗边将灌洗头围绕子宫颈轻轻地上下左右移动；或用窥阴器暴露宫颈后再冲洗，冲洗时不停地转动窥阴器，使整个阴道穹隆及阴道侧壁冲洗干净后，再将窥阴器下按，使阴道内的残留液体完全流出。

(3)当灌洗液约剩 100 mL 时，夹住皮管，拔出灌洗头和窥阴器，再冲洗一次外阴部，然后扶患者坐于便盆上，使阴道内残留液体流出，撤离便盆，用干纱布擦干外阴。

2. **操作后**

(1)协助患者下床，整理好衣裤，送患者入病房休息。

(2)整理好操作用物，洗手。

(3)嘱患者保持外阴清洁、卫生。

## 任务三　会阴湿热敷

1. **操作前**

(1)用物准备：会阴消毒用物、煮沸的50%硫酸镁、或95%乙醇或沸水、棉垫1个，医用凡士林，镊子2把，消毒干纱布若干、会阴垫等。

(2)环境准备：室内温度适宜，无关人员回避，注意屏风遮挡。

(3)患者准备：排空膀胱，放松心情。

(4)护士准备：着装规范整洁，仪表端庄，六步洗手。

(5)健康评估：评估患者病情，告知患者操作目的，取得其理解与配合。

2. **操作中**

(1)核对患者姓名、床号及医嘱，作好解释。

(2)协助患者脱去裤子，取膀胱截石位，暴露会阴部。臀下垫一次性会阴垫。

(3)按会阴擦洗操作方法清洁会阴。

(4)热敷部位先涂一薄层凡士林，盖上纱布。

(5)轻轻敷上浸有热敷溶液的温湿纱布，外盖上棉垫保温。一般每3~5分钟更换热敷垫1次，热敷时间约15~30分钟，也可将热源袋放在棉垫外或用红外线灯照射。

(6)热敷完毕，观察热敷部位皮肤，用纱布拭净皮肤上的凡士林。取下会阴垫。

3. **操作后**

(1)协助患者整理好衣裤，盖好被子。

(2)整理用物、洗手。作好记录。

(3)向患者进行健康宣教。

**【注意事项】**

1. 关爱患者，注意保暖，保护患者隐私。

2. 严格无菌操作，操作规范、动作轻柔，避免损伤会阴皮肤及阴道黏膜。

3. 注意未婚者，月经期及阴道流血者，不宜阴道冲洗。

4. 阴道冲洗液温度宜41℃~43℃。会阴湿热敷温度41℃~48℃。

5. 注意每次操作前后，护理人员均需洗净双手，再护理下一名患者。

（李海燕）

# 实训项目八　子宫肌瘤患者的护理

【实训目的】

1. 能对子宫肌瘤患者进行护理评估、提出护理诊断、制定护理措施。

2. 学会对子宫肌瘤患者做子宫全切术的术前准备。

3. 关心体贴患者，学会与患者交流沟通，消除术前紧张焦虑心理。

【案例导入】

肖女士，46岁，因月经不调、量多1年，阴道流血10天未净于2016年5月20日入院。患者1年前无明显诱因出现月经不调，量多，明显多于平日月经量，有血块，色暗红，经期延长，由原来的5天延至10天左右。末次月经2016年5月10日，持续至今未净，感腹胀及腰部不适。平素体健，月经规则，无明显痛经史。

入院检查：一般情况好，三测正常，血压100/60 mmHg，体重60 kg，身高160 cm，心肺无异常，妇查：外阴阴道无异常，宫颈稍大，光滑，子宫后位，增大如孕2月余大小，子宫前壁有一突起，约4 cm大小，无压痛，活动度可，双附件未扪及明显包块。B超示子宫前壁有一约 cm4 ×4.5 cm包块，有包膜，考虑子宫肌瘤。医生决定血止后行子宫全切术。

请进行护理评估内容、提出护理诊断、制定主要护理措施。

【实训要求】

1. 分组　每小班分3大组，每大组16～20人，由一带教老师负责指导实训，每一大组学生再分4小组，每小组4～5人。

2. 实训前　每小组学生实训前一周熟悉案例内容及子宫肌瘤相关知识，并自主分工，利用课余时间，角色扮演练习，讨论护理评估内容，提出护理诊断，制定护理措施。

3. 实训时（老师指导、学生反复练习）　学生着装整齐，依据案例内容，做好实训准备工作，并将实训前讨论的结果，由学生代表发言，说出案例护理评估内容，护理诊断，护理措施。老师予点评、归纳总结。再在模拟人上模拟子宫全切术的术前准备。

4. 实训后　整理用物，打扫实训室卫生，撰写实训报告。

【实训步骤】

**1. 操作前**

（1）用物准备：案例纸制资料、病历夹、笔、纸、检查床、模拟人；0.5%碘伏1瓶，无菌纱球缸；无菌器械包（内含弯盘、止血钳）；备皮刀；阴道冲洗器、冲洗液；无菌导尿包；10 mL注射器、术前药物；屏风或隔帘；手术推车等。

（2）环境准备：注意室内温度，保护患者隐私。

（3）患者准备：排空膀胱，着宽松服装。

（4）护士准备：穿工作服、戴口罩帽子，洗手。

（5）病案分析：

1）护理评估：①患者、46岁，月经不调、量多1年，阴道流血10天未净；②妇查：子宫增大如孕2月余大小，子宫前壁有一突起，约4 cm大小，无压痛，活动度可，双附件未扪及明显包块；③B 超示子宫前壁有一约 4 cm×4.5 cm 包块，有包膜。

2）护理诊断：有感染的危险、焦虑、知识缺乏、潜在并发症（贫血）。

3）护理措施：①预防感染：提供安静舒适的休养环境，加强营养，保持外阴清洁，遵医嘱止血、用抗生素。②观察病情：严观生命体征，注意阴道流血情况、有无腹痛及头晕乏力等。③做好子宫全切术的术前准备：解释手术的目的及必要性，介绍相关知识，消除其紧张焦虑心理；术前备皮、备同型血、普鲁卡因皮试；阴道冲洗 3 次，每晚 1 次；手术前天晚上，进容易消化吸收食物，依当天排便情况，可灌肠 1 次，晚上 10 时后禁食禁饮；手术当日晨阴道抹洗后，于宫颈表面及阴道穹隆部涂抹龙胆紫；术前半小时导尿并留置导尿管；术前半小时遵医嘱肌注鲁米那、阿托品。④术后护理：按连续硬膜外麻醉、子宫全切术后常规护理，遵医嘱输液用药，指导合理饮食，观伤口及尿管等情况，交代术后注意事项等。

**2. 操作中**

（1）备皮：拉好隔帘，遮挡患者。让患者取仰卧位，暴露腹部。用备皮刀轻轻刮出下腹正中毛发，再用碘伏纱球擦洗腹部皮肤 2～3 遍，擦洗范围：上至剑突下，两侧腋中线，下至耻骨联合及两大腿上 1/3。擦洗完后，协助患者换上干净手术服。

（2）备血、普鲁卡因皮试：（略）。

（3）阴道冲洗：详见“实训七　妇科常用护理技术”。

（4）灌肠：同“基础护理技术＊灌肠”。

（5）留置导尿管：同“基础护理技术＊导尿术”。

（6）术前用药：（略）。

**3. 操作后**

（1）协助患者整理好衣物，扶患者至推车上，盖好被子。等待被接至手术室。

（2）整理用物、洗手。

（3）做好护理记录。

**【注意事项】**

1. 分析案例要认真细心，制定计划要周全。

2. 关爱患者，注意保护患者隐私。

3. 备皮时动作轻柔，勿损伤患者皮肤。

4. 阴道冲洗时严格无菌操作，注意冲洗液的温度，勿太冷太热。

5. 做好术后健康指导。

（刘　丹）

# 实训项目九　计划生育手术妇女的护理配合

【实训目的】

1. 能说出上环、取环、吸宫术的适应证及禁忌证。

2. 能指导妇女选择适宜的避孕措施及计划生育手术的时间。

3. 能做好上环、取环、吸宫术的术前准备及术后护理。

4. 熟悉上环、取环、吸宫术的手术步骤，并能配合术者完成手术。

5. 学会做计划生育宣教。

【案例导入】

1. 某女，24 岁，已婚，孕 2 产 1。因产后半年，要求上环来院就诊。半年前在当地医院顺产一男婴，健康。现月经复潮且已干净 4 天，无其他不适。妇科检查：阴道无流血、宫颈光滑、子宫正常大小，双侧附件无异常。医生决定为该妇女上环，请做好护理配合。

2. 若上例中的妇女，上环已 1 年，想再生第二胎，要求取环来院就诊。无其他不适，妇科检查无异常。医生决定为其施行取环术，请做好护理配合。

3. 若上例妇女已停经 60 天，因停经时生病服药，担心胎儿畸形，要求终止妊娠来院就诊。查体：一般情况好，体温 37℃，脉搏 80 次/分，血压 100/70 mmHg。妇科检查：子宫增大如孕两月大小，双侧附件无异常。尿 HCG( + )，B 超提示宫内妊娠。医生决定为其行吸宫术终止妊娠，请进行护理配合。

【实训要求】

1. 分组　每小班分 3 大组，每 1 大组 16 ~ 20 人，由一老师负责指导实训。每一大组学生再分 4 小组，每小组 4 ~ 5 人。

2. 实训前　每小组同学实训前一周熟悉案例内容及常见计划生育手术的知识，观看各手术操作视频，熟悉手术操作流程。

3. 实训时（老师指导，学生反复练习）　学生着装整洁，依据案例内容做好实训准备工作，并在模型上模拟进行各手术操作练习。操作结束后做好术后观察和健康指导。

4. 实训后　整理用物，打扫实训室卫生，撰写实训报告。

【实训步骤】

## 任务一　上环、取环术

**1. 操作前**

(1)用物准备：上、取环内生殖器模型，治疗车，上环、取环手术包，常用节育器，无菌手套，一次性臀垫，无菌持物筒，无菌持物钳，无菌干纱布缸，消毒液等。

(2)环境准备：关好门窗，注意室温，保护隐私。

(3)患者准备：排空膀胱，脱一侧裤腿，取膀胱截石位，垫一次性臀垫。

(4)护士准备：戴口罩帽子，修剪指甲，六步洗手。

(5)健康评估：询问健康史，查看检查结果，排除禁忌证，选择适宜的手术时间。

**2. 操作中**

(1)上环术：此操作由医生做，护士做好配合。

1)消毒外阴：顺序为小阴唇→大阴唇→阴阜→大腿内上1/3→会阴→肛周→肛门，消毒3遍。

2)消毒阴道宫颈。

3)铺无菌孔巾。

4)双合诊检查子宫大小、位置、附件情况。

5)窥阴器暴露宫颈，再次消毒阴道宫颈。

6) 宫颈钳固定宫颈，用探针探查宫腔情况，选择合适大小节育器。

7)根据节育器及宫口情况，决定是否扩张宫口。

8)用放置器将宫内节育器送入宫腔，抵达宫底，如果为带尾丝的节育器，距宫颈外口2 cm处剪断尾丝。

9)观察无出血，取出宫颈钳和窥阴器。术毕。

(2)取环术：

1)消毒铺巾、双合诊等同放置术。

2)环形节育器用取环钩钩住节育器下缘牵拉取出，有尾丝者用血管钳夹住后牵引取出。

3)观察无出血，取出宫颈钳和窥阴器。

**3. 操作后**

(1)协助患者穿好衣裤，扶患者下床至观察室休息。

(2)整理用物，手术器械清洗打包，处理污物。洗手。

(3)观察患者有无不适。发现异常及时报告医生，并配合处理。

(4)交代术后可能有少量阴道流血或轻微腹胀，无需紧张。严重时及时就诊。

(5)指导术后保持外阴清洁卫生，禁性生活半个月，上环者休息2天，取环者休息1天。

**【注意事项】**

1. 注意保护患者隐私。

2. 注意术前排除禁忌证，于月经干净后3～7天上环或取环。

3. 各项操作要规范、细致，动作轻柔。

4. 术后做好计划生育宣教。

## 任务二　吸宫术

**1. 操作前**

(1)用物准备：计划生育模型，人工流产电动负压吸引器，治疗车，人流手术包，无菌手套，无菌持物筒，无菌持物钳，无菌干纱布缸消毒液，垫单等。

(2)环境准备：关好门窗，注意室温，保护隐私。

(3)患者准备：排空膀胱，脱一侧裤腿，采取膀胱截石位。垫臀垫。

(4)护士准备：戴口罩帽子，修剪指甲，六步洗手。

(5)健康评估：询问健康史，排除禁忌证，选择适宜的手术时间。

**2. 操作中**

(1)消毒外阴、阴道、铺无菌孔巾。(同上环、取环术)

(2)双合诊检查子宫大小、位置、附件情况。

(3)窥阴器暴露宫颈，再次消毒阴道宫颈。

(4)宫颈钳固定宫颈，用探针探查宫腔情况，根据宫腔大小选择吸管。

(5)扩张宫颈口至大于所用吸管半号或1个号。

(6)控制负压，一般为400~500 mmHg，连接吸管，吸头缓慢送入宫底略后退1 cm，按顺时针方向吸宫腔1~2圈。

(7)感宫腔壁粗糙，宫颈口血性泡沫状液体，宫腔缩小提示组织吸干净，将橡皮管折叠取出吸管。

(8)用小号刮匙轻刮宫底及两侧宫角。

(9)检查宫腔是否吸净，必要时再放入吸管用低负压吸1圈。

(10)用探针再次探测宫腔深度。

(11)观察无出血，拭净阴道宫颈血迹，取出宫颈钳和阴道窥器。

**3. 操作后**

(1)协助患者穿好衣裤，扶患者下床至观察室休息2小时。

(2)协助检查宫腔吸出物，及时送病理检查。

(3)整理用物，手术器械清洗打包，处理污物。

(4)观察患者有无不适。发现异常及时报告医生，并配合处理。

(5)交代术后10天内可能有少量阴道流血或轻微腹胀，无需紧张。严重时就诊。

(6)指导术后保持外阴清洁卫生，禁性生活1个月，休息2周。

**【注意事项】**

1. 注意保护患者隐私。
2. 注意术前排除禁忌证。
3. 各项操作要规范、细致，动作轻柔，避免并发症发生。
4. 注意术后留观2小时，无异常方可离院。
5. 做好计划生育宣教。

(黄　瑛)

# 第二部分　习题集

## 第1章　绪　论

【思考题】

一、A1 型题

1. 下列哪项不属于产科护理的内容(　　)

A. 胎膜早破

B. 异位妊娠

C. 子宫破裂

D. 子宫肌瘤

E. 产褥感染

2. 下列哪项属于妇科护理的内容(　　)

A. 异位妊娠

B. 早产

C. 胎盘早剥

D. 葡萄胎

E. 羊水过多

二、A2 型题

1. 某妇，30 岁，妊娠 34 周伴双下肢水肿半个月入院。其入院后的护理归属于(　　)

A. 妇科护理

B. 产科护理

C. 内科护理

D. 外科护理

E. 中医护理

2. 某妇，35 岁，卵巢肿瘤切除术后的护理应归属于(　　)

A. 外科护理

B. 产科护理

C. 妇科护理

D. 内科护理

E. 中医护理

三、A3/A4 型题

(1 ~2 题共用题干)

某患者, 27 岁, 因“输卵管妊娠破裂、失血性休克”, 护士立即给平卧吸氧、建立静脉通道, 遵医嘱输液输血等抢救。

1. 此护理工作的特点不具备(　　)

A. 特殊性

B. 保密性

C. 紧急性

D. 繁忙性

E. 风险性

2. 下列哪项是护士抢救此患者应具备的素质(　　)

A. 责任心

B. 爱心

C. 动作敏捷

D. 操作技能强

E. 以上均是

**【参考答案】**

一、A1 型题

1. D　2. D

二、A2 型题

1. B　2. C

三、A3/A4 型题

1. B　2. E

(黄　瑛)

# 第 2 章　女性生殖系统解剖

**【思考题】**

一、A1 型题

1. 骨盆的组成包括(　　)
A. 骶骨、尾骨和坐骨
B. 骶骨、尾骨和左右两块髋骨
C. 髂骨、坐骨和耻骨
D. 坐骨、耻骨和骶骨
E. 坐骨、骶骨及髂骨

2. 判断胎先露位置高低的重要骨性标志是(　　)
A. 骶岬
B. 坐骨棘
C. 耻骨弓
D. 坐骨结节
E. 耻骨联合

3. 女性骨盆最小平面的横径为(　　)
A. 8 cm
B. 10 cm
C. 9 cm
D. 8.5 cm
E. 12 cm

4. 中骨盆平面横径是指(　　)
A. 髂棘间径
B. 髂嵴间径
C. 坐骨结节间径
D. 坐骨棘间径
E. 骶耻外径

5. 正常骨盆的倾斜度一般为(　　)
A. 90°
B. 80°
C. 70°
D. 60°
E. 50°

6. 连接骨盆各平面中点的假想轴线为(　　)
A. 胎产式

B. 胎先露
C. 胎方位
D. 产轴
E. 胎姿势
7. 入口平面前后径的正常值为(　　)
A. 8 cm
B. 10 cm
C. 9 cm
D. 8.5 cm
E. 11 cm
8. 女性容易受伤且易形成血肿的外阴部组织是(　　)
A. 阴阜
B. 大阴唇
C. 小阴唇
D. 阴蒂
E. 前庭球
9. 小阴唇之间的菱形区称为(　　)
A. 阴阜
B. 大阴唇
C. 阴道前庭
D. 阴蒂
E. 前庭球
10. 会阴是指(　　)
A. 两股内侧的组织
B. 阴道口与肛门之间的软组织
C. 耻骨联合至尿道口之间的组织
D. 两小阴唇之间的菱形区
E. 耻骨联合至肛门之间的组织
11. 子宫附件是指(　　)
A. 输卵管和阴道
B. 输卵管和卵巢
C. 卵巢和阴道
D. 膀胱和直肠
E. 输尿管和阴道
12. 下列关于内生殖器的叙述错误的是(　　)
A. 正常子宫呈前倾前屈位
B. 阴道后穹窿顶部与子宫直肠陷凹相邻
C. 子宫颈管黏膜上皮为单层高柱状上皮
D. 宫颈阴道部上皮为复层鳞状上皮

E. 输卵管全长 12 ~ 16 cm

13. 关于阴道，下列哪项是错误的？(　　)

A. 阴道黏膜内无腺体

B. 阴道前壁比后壁长

C. 阴道上端比下端宽

D. 环绕宫颈周围的部分称穹隆

E. 阴道黏膜有很多横纹皱襞

14. 阴道的黏膜上皮为(　　)

A. 柱状上皮

B. 复层鳞状上皮

C. 扁平上皮

D. 立方上皮

E. 生发上皮

15. 关于成年女性子宫的描述，下列哪项是正确的？(　　)

A. 子宫重约 5 克

B. 呈梨形

C. 容积约 5 mL

D. 运送孕卵

E. 呈后倾后屈位

16. 成年女性宫颈与宫体的比例为(　　)

A. 2∶1

B. 1∶2

C. 2∶3

D. 3∶2

E. 1∶1

17. 非孕子宫峡部长约(　　)

A. 1 cm

B. 2 cm

C. 3 cm

D. 7 cm

E. 10 cm

18. 子宫最狭窄的部位是指下列哪项？(　　)

A. 解剖学内口

B. 组织学内口

C. 子宫峡部

D. 子宫颈部

E. 子宫颈管

19. 正常未孕状态下的成人子宫宫腔容积为(　　)

A. 5 mL

B. 10 mL

C. 15 mL

D. 20 mL

E. 50 mL

20. 宫颈外口鳞状上皮与柱状上皮交界处是哪种癌的好发部位(　　)

A. 阴道癌

B. 宫颈癌

C. 子宫内膜癌

D. 子宫体癌

E. 输卵管癌

21. 间接维持子宫前倾的韧带是(　　)

A. 圆韧带

B. 阔韧带

C. 主韧带

D. 宫骶韧带

E. 骨盆漏斗韧带

22. 分娩时容易损伤的韧带是(　　)

A. 圆韧带

B. 阔韧带

C. 主韧带

D. 宫骶韧带

E. 骨盆漏斗韧带

23. 固定宫颈位置的韧带是(　　)

A. 圆韧带

B. 阔韧带

C. 主韧带

D. 宫骶韧带

E. 骨盆漏斗韧带

24. 卵巢表面覆盖有(　　)

A. 皮质

B. 结缔组织

C. 生发上皮

D. 白膜

E. 髓质

25. 下列组织无腹膜覆盖的是(　　)

A. 子宫底部

B. 卵巢

C. 子宫直肠陷凹

D. 圆韧带

E. 输卵管

26. 有关卵巢，正确的描述是(　　)

A. 位于输卵管的上方

B. 青春期后卵巢表面光滑

C. 卵巢表面有腹膜覆盖

D. 是产生卵子，分泌性激素的器官

E. 髓质内含有发育不同程度的卵泡

27. 与内生殖器官临近的组织器官不包括(　　)

A. 乙状结肠

B. 直肠

C. 膀胱

D. 尿道

E. 阑尾

28. 受精的部位在(　　)

A. 腹腔

B. 子宫腔内

C. 输卵管壶腹部

D. 输卵管间质部

E. 输卵管峡部

29. 有关骨产道的描述哪项是正确的(　　)

A. 骨盆入口前后径比横径长

B. 骨盆入口平面呈横椭圆形

C. 骨盆出口平面为骨盆最小平面

D. 中骨盆横径长于前后径

E. 出口平面由两个在同一平面的三角形组成

**二、A2 型题**

1. 某健康妇女，26 岁，妊娠 38 周，其子宫峡部长度为(　　)

A. 1 ~3 cm

B. 5 ~7 cm

C. 2 ~3 cm

D. 7 ~10 cm

E. 4 ~5 cm

2. 某妇女，2 年前足月平产一活婴，现进行妇科检查，其宫颈形状应该是(　　)

A. 梯形

B. 圆形

C. 横裂状

D. 放射状

E. 纵椭圆形

3. 已婚妇女，停经 48 日，下腹疼痛 3 小时入院，初步诊断异位妊娠，为确诊须行(　　)

部位穿刺。

A. 阴道前穹窿

B. 阴道后穹窿

C. 阴道左穹窿

D. 子宫直肠陷凹

E. 膀胱子宫陷凹

4. 某妇女，28 岁，3 天前外阴部发现囊肿前来就诊，经检查发现囊肿位于大阴唇后部，触摸有波动感，最可能的诊断是(　　)

A. 外阴肿瘤

B. 外阴炎

C. 外阴癌

D. 外阴良性肿瘤

E. 前庭大腺囊肿

三、A3/A4 型题

(1 ~3 题共用题干)

某健康妇女，30 岁，妊娠 20 周，行骨盆外测量，其结果为骨盆形态及各径线均正常。请问：

1. 入口平面前后径平均值为(　　)

A. 7 cm

B. 10 cm

C. 12 cm

D. 11 cm

E. 8 cm

2. 骨盆出口平面横径平均值为(　　)

A. 8 cm

B. 9 cm

C. 10 cm

D. 11 cm

E. 12 cm

3. 该妇女耻骨弓角度为(　　)

A. 50°

B. 60°

C. 70°

D. 80°

E. 90°

**【参考答案】**

一、A1 型题

1. B　2. B　3. B　4. D　5. D　6. D　7. E　8. B　9. C　10. B　11. B　12. E　13. B
14. B　15. C　16. B　17. A　18. C　19. A　20. B　21. D　22. C　23. C　24. C

25. B　26. D　27. A　28. C　29. B

二、A2 型题

1. D　2. C　3. B　4. E

三、A3/A4 型题

1. D　2. B　3. E

（黄　瑛）

# 第3章　女性生殖系统生理

【思考题】

一、A1 型题

1. 女性进入青春期的标志是(　　)

A. 月经来潮

B. 乳房丰满

C. 第二性征出现

D. 骨盆变宽

E. 阴毛出现

2. 妇女一生当中持续时间最长的时期是(　　)

A. 新生儿期

B. 儿童期

C. 青春期

D. 性成熟期

E. 老年期

3. 一般卵巢排卵大多发生在(　　)

A. 两次月经之间

B. 下次月经来潮前 14 日

C. 月经干净后 14 日

D. 月经来潮当天

E. 下次月经来潮前 12 日左右

4. 黄体的生存时间为( )

A. 9 ~ 11 天

B. 10 ~ 14 天

C. 12 ~ 16 天

D. 18 ~ 20 天

E. 16 ~ 20 天

5. 使子宫内膜由增生期转化为分泌期的激素是(　　)

A. 雌激素

B. 孕激素

C. 绒毛膜促性腺激素

D. 促黄体生成素

E. 促卵泡素

6. 有关雌激素的作用，下列哪项是正确的( )

A. 使子宫肌肉松弛

B. 使水钠潴留
C. 使体温升高
D. 使宫颈黏液变少变稠
E. 使阴道上皮脱落加快
7. 使阴道上皮增生角化，增强局部抵抗力的激素是(　　)
A. 雌激素
B. 孕激素
C. HCG
D. 促黄体生成素
E. 促卵泡素
8. 使女性排卵后基础体温升高的激素是(　　)
A. 雌激素
B. 促黄体生成素
C. 孕激素
D. 绒毛膜促性腺激素
E. 促卵泡素
9. 有关月经的描述，下列哪项正确(　　)
A. 月经是子宫内膜全层剥脱产生
B. 月经血颜色鲜红，易凝固
C. 出血量大于 80 mL
D. 月经周期一般为 28 天左右
E. 经期一般为 7 ~ 10 天
10. 下列有关月经的知识有误的是(　　)
A. 月经是一种正常生理现象
B. 行经期可有腰骶部酸胀不适
C. 经期可以盆浴，洗冷水澡
D. 经期要保持外阴清洁卫生
E. 多食用含铁、蛋白丰富的食物
11. 关于排卵，正确的是(　　)
A. 排卵多发生在下次月经来潮前 18 日左右
B. 妇女自青春期开始周期性规律排卵
C. 每个月经周期一般只有一个卵泡发育成熟
D. 每一月经周期，每个卵巢排出一个卵子
E. 卵巢排出卵子直接进入输卵管
12. 与调节月经周期无关的是(　　)
A. 大脑皮质
B. 下丘脑
C. 垂体
D. 卵巢

E. 子宫内膜

**二、A2 型题**

1. 某妇女，月经规律，月经周期为 30 天，经期持续 4 ~ 5 天，其排卵时间一般在(　　)

A. 第 5 天

B. 第 12 天

C. 第 16 天

D. 第 14 天

E. 以上都不是

2. 某 50 岁妇女，1 年前开始月经紊乱，出现潮红潮热症状，易怒，她很可能处在(　　)

A. 青春期

B. 生育期

C. 性成熟期

D. 围绝经期

E. 老年期

3. 某女，24 岁，宫颈黏液量多，拉丝度好，此种变化受哪种激素影响(　　)

A. 雌激素

B. 孕激素

C. 雄激素

D. 绒毛膜促性腺激素

E. 生乳素

4. 某女，25 岁，月经周期规律，月经史 7/28 ~ 30 日，如果末次月经为 9 月 9 日，今日为 9 月 19 日，她现在处于月经的(　　)

A. 月经期

B. 增生期

C. 分泌期

D. 分泌早期

E. 分泌晚期

**三、A3/A4 型题**

(1 ~ 2 题共用题干)

某女，28 岁，平素月经规律，月经周期为 35 天，经期为 4 天。

1. 此女排卵日一般为(　　)

A. 第 5 天

B. 第 14 天

C. 第 21 天

D. 第 28 天

E. 第 30 天

2. 她的分泌期应该是(　　)

A. 22 ~ 35 天

B. 15 ~ 28 天

C. 15 ~ 35 天

D. 25 ~ 35 天

E. 28 ~ 35 天

**【参考答案】**

一、A1 型题

1. A　2. D　3. B　4. C　5. B　6. B　7. A　8. C　9. D　10. C　11. C　12. E

二、A2 型题

1. C　2. D　3. A　4. B

三、A3/A4 型题

1. C　2. A

（黄　瑛）

# 第4章 正常妊娠期妇女的护理

【思考题】

一、A1 型题

1. 受精卵着床约在受精后的第(　)
A. 1 ~2 天
B. 3 ~5 天
C. 6 ~7 天
D. 8 ~10 天
E. 11 ~12 天

2. 晚期囊胚侵入子宫内膜的过程为(　)
A. 精子获能
B. 着床
C. 受精
D. 受精卵发育
E. 受精过程

3. 正常足月妊娠羊水量约为(　)
A. 600 mL
B. 700 mL
C. 800 mL
D. 2000 mL
E. 2500 mL

4. 胎儿的附属物不包括(　)
A. 胎盘
B. 胎膜
C. 羊水
D. 脐带
E. 蜕膜

5. 关于胎盘的功能，错误的是(　)
A. 阻止病毒侵袭胎儿
B. 防御功能
C. 合成酶和激素
D. 排泄胎儿代谢产物
E. 气体交换

6. 脐带中含有动脉的数量为(　)
A. 1 条

B. 2 条
C. 4 条
D. 5 条
E. 6 条
7. 部分孕妇能开始自觉胎动的时间约为
A. 8 周末
B. 12 周末
C. 16 周末
D. 20 周末
E. 24 周末
8. 妊娠最早、最重要的症状是( )
A. 停经
B. 恶心呕吐
C. 嗜睡
D. 下腹疼痛
E. 食欲增加
9. 妊娠 12 周前泌尿系统会出现的是(　　)
A. 尿急
B. 尿痛
C. 尿频
D. 尿潴留
E. 尿失禁
10. 诊断早孕最可靠的检查方法为(　　)
A. 黄体酮试验
B. 妊娠试验
C. B 超
D. 妇科检查
E. 宫颈黏液检查
11. 正常胎心率的范围是每分钟(　　)
A. 80 ~ 120 次
B. 110 ~ 160 次
C. 110 ~ 150 次
D. 130 ~ 170 次
E. 140 ~ 180 次
12. 孕妇自我监护胎儿情况的合适手段为(　　)
A. 胎心听诊
B. 胎动计数
C. 四步触诊法
D. 早孕反应的出现

E. 测量宫高、腹围

13. 胎儿先露部指示点与母体骨盆的关系称(　　)

A. 胎先露

B. 胎方位

C. 胎产式

D. 胎姿势

E. 骨盆轴

14. 四步触诊法第二步的目的是(　　)

A. 查宫底高度

B. 查胎先露及是否衔接

C. 分辨胎背及胎儿四肢

D. 判断宫底部的胎儿部分

E. 确定先露并了解胎先露的入盆程度

15. 胎方位为枕左前，听诊胎心音应在孕妇腹部哪个方向最清楚(　　)

A. 脐左下方

B. 脐左上方

C. 脐右下方

D. 脐右上方

E. 脐周

16. 临床上可听到胎心是在(　　)

A. 20 周末

B. 16 周末

C. 12 周末

D. 24 周末

E. 8 周末

17. 自我监测胎动结果，提示异常的是(　　)

A. >3 次/h

B. <20 次/12h

C. <10 次/12h

D. >15 次/12h

E. >30 次/12h

18. 妊娠 20 周末子宫底高度在(　　)

A. 脐下三横指

B. 脐下一横指

C. 脐下二横指

D. 脐上三横指

E. 脐上二横指

19. 妊娠期血容量最多的时间段为(　　)

A. 10 ~ 12 周

B. 16～18 周
C. 28～30 周
D. 32～34 周
E. 36～38 周
20. 新生儿期是指出生后(　　)
A. 5 周
B. 6 周
C. 3 周
D. 4 周
E. 7 周
21. 胎盘形成约在妊娠的(　　)
A. 6 周末
B. 8 周末
C. 12 周末
D. 5 周末
E. 10 周末
22. 妊娠多少周后称胎儿(　　)
A. 4 周
B. 8 周
C. 6 周
D. 12 周
E. 10 周

**二、A2 型题**

1. 某孕妇，现孕 32 周，长时间仰卧后，出现了仰卧位低血压综合征，主要原因是(　　)
A. 心率增快
B. 脉率增快
C. 脉压减少
D. 回心血量减少
E. 回心血量增加
2. 刘女士，26 岁，确诊妊娠，末次月经为 2016 年 6 月 10 日，预产期是(　　)
A. 2016 年 3 月 17 日
B. 2017 年 3 月 7 日
C. 2017 年 3 月 17 日
D. 2016 年 12 月 17 日
E. 2017 年 3 月 10 日
3. 张女士，现孕 34 周，进行产前检查，于子宫底部触到软而宽不规则的胎臀，母体腹部右前方触及胎背。胎心音于脐下右侧听到，则胎方位为(　　)
A. 骶左前
B. 骶右前

C. 骶左后
D. 枕右前
E. 枕左前
4. 某女，28 岁，已婚，因停经 55 天就诊，有恶心呕吐等早孕反应，最可靠的检查是（　）
A. B 超
B. HCG
C. 测宫底高度
D. 宫颈黏液检查
E. 测基础体温
5. 某产妇，分娩时肛查：头先露 S+2，其矢状缝与母体骨盆左斜径一致，大囟门位于骨盆后方，其胎位为（　）
A. LOA
B. LOP
C. ROA
D. ROP
E. ROT

三、A3/A4 型题

（1~3 题共用题干）

王女士，26 岁，平素月经规律，停经 8 周，晨起恶心呕吐，到医院就诊，妇科检查阴道和子宫颈充血，宫体与宫颈似不相连。

1. 王女士最可能是（　）
A. 妊娠
B. 妊娠期高血压疾病
C. 异位妊娠
D. 葡萄胎
E. 流产
2. 确诊其是否怀孕，需做下列哪项检查（　）
A. 自我监测胎动
B. 听诊器听胎心
C. HCG 检查
D. 测基础体温
E. B 超显示胎心搏动
3. 妇科检查结果为（　）
A. 黑加征
B. 阴道出血的表现
C. 妊娠剧吐
D. 宫颈炎
E. 阴道炎

(4～6 题共用题干)

某孕妇，28 岁，妊娠 20 周，来医院行产前检查，其骨盆外测量结果正常。

4. 该孕妇的髂棘间径应该为( )

A. 23～26 cm

B. 25～28 cm

C. 11 cm

D. 9～10 cm

E. 18～20 cm

5. 髂棘间径、髂嵴间径间接反映( )

A. 骨盆入口横径

B. 骨盆入口前后径

C. 中骨盆平面前后径

D. 出口平面横径

E. 出口平面前后径

6. 骶耻外径的值应该为( )

A. 9～11 cm

B. 18～20 cm

C. 9 cm

D. 25～28 cm

E. 16～18 cm

(7～10 题共用题干)

某孕妇，24 岁，妊娠 32 周，进行产前检查，于宫底摸到圆而硬的胎头，母体腹部左前方摸到胎背，胎头未入盆。

7. 该孕妇的胎产式为( )

A. 骶左前

B. 纵产式

C. 骶右前

D. 枕左前

E. 肩左前

8. 该孕妇的胎先露为( )

A. 枕先露

B. 肩先露

C. 臀先露

D. 面先露

E. 横产式

9. 在孕妇腹部哪个方向听胎心最清楚( )

A. 脐左下

B. 脐右下

C. 脐左上

D. 脐右上
E. 肚脐下方
10. 对于胎方位的判断哪项正确(    )
A. 骶左前，正常胎位
B. 枕左前，正常胎位
C. 骶左前，异常胎位
D. 枕左前，异常胎位
E. 骶右前，异常胎位

**【参考答案】**

一、A1 型题

1. C  2. B  3. C  4. E  5. A  6. B  7. C  8. A  9. C  10. C  11. B  12. B  13. B  14. C  15. A  16. A  17. C  18. B  19. D  20. D  21. C  22. B

二、A2 型题

1. D  2. C  3. D  4. A  5. C

三、A3/A4 型题

1. A  2. E  3. A  4. A  5. A  6. B  7. B  8. C  9. C  10. C

（黄　瑛）

# 第 5 章　正常分娩期妇女的护理

**【思考题】**

一、A1 型题

1. 分娩的主力是(　　)
A. 腹肌收缩力
B. 膈肌收缩力
C. 宫缩
D. 肛提肌收缩力
E. 以上均不是

2. 预示着即将临产最可靠的征象是(　　)
A. 见红
B. 不规则宫缩
C. 是否破膜
D. 规则宫缩
E. 胎儿下降感

3. 正常宫缩的特点不包括(　　)
A. 对称性
B. 极性
C. 复原性
D. 节律性
E. 缩复作用

4. 初产妇胎头常在预产期前几周入盆(　　)
A. 1 ~2 周
B. 2 ~3 周
C. 3 ~4 周
D. 4 ~5 周
E. 5 ~6 周

5. 临产的主要标志是(　　)
A. 不规则宫缩
B. 规则宫缩
C. 是否破膜
D. 见红
E. 宫口扩张

6. 判断胎先露高低的标志是(　　)
A. 坐骨结节

B. 耻骨弓
C. 坐骨棘
D. 骶岬
E. 骶尾关节
7. 进入第二产程的标志是(　　)
A. 宫缩增强
B. 宫口开全
C. 胎膜破裂
D. 胎头拔露
E. 胎头着冠
8. 判断产程进展的主要标志是(　　)
A. 宫缩强度
B. 宫缩频率
C. 是否破膜
D. 宫口扩张及先露下降程度
E. 胎先露高低
9. 胎头是以哪一个径线通过产道(　　)
A. 枕额径
B. 双顶径
C. 枕颏径
D. 枕下前囟径
E. 以上均不对
10. 第三产程一般不超过(　　)
A. 10 分钟
B. 20 分钟
C. 30 分钟
D. 1 小时
E. 2 小时
11. 临产后阴道检查能了解哪些内容(　　)
A. 胎先露高低
B. 胎方位
C. 宫口扩张情况
D. 是否破膜
E. 以上均可
12. 下列哪个动作贯穿于分娩全过程(　　)
A. 衔接
B. 下降
C. 俯屈
D. 内旋转

E. 外旋转

13. 新生儿出生时的首要处理是(　　)

A. 断脐

B. 清理呼吸道

C. 阿普加评分

D. 称体重

E. 打足印

14. 下列哪项不是新生儿阿普加评分的依据(　　)

A. 呼吸

B. 心率

C. 皮肤颜色

D. 喉反射

E. 体温

15. 新生儿出生时呼吸表浅不规则，面色青紫，吸口腔咽喉部羊水时有呛咳，四肢活动，心率 108 次/分，其阿普加评分为(　　)

A. 5 分

B. 6 分

C. 7 分

D. 8 分

E. 9 分

16. 第一产程护理诊断错误的是(　　)

A. 疼痛

B. 知识缺乏

C. 组织完整性受损

D. 焦虑

E. 潜在并发症：胎儿窘迫

17. 与第二产程屏气用力有关的护理诊断是(　　)

A. 知识缺乏

B. 焦虑

C. 疲乏

D. 有感染的危险

E. 组织灌注量改变

18. 第三产程的护理措施不包括(　　)

A. 观宫口扩张情况

B. 观生命体征

C. 观膀胱充盈否

D. 协助检查胎盘是否完整

E. 观阴道流血量

19. 有关新生儿的一般护理措施正确的是(　　)

A. 称体重

B. 量身长

C. 体格检查

D. 系标记

E. 以上均是

20. 早吸吮是指新生儿出生后多长时间内吸吮其母亲乳头(　　)

A. 半小时

B. 1 小时

C. 2 小时

D. 3 小时

E. 以上均错

**二、A2 型题**

1. 某孕妇，第 1 胎，妊娠 39 周来院检查，医生告知临产先兆，收住院，最可靠的依据是(　　)

A. 见红

B. 尿频

C. 胎儿下降感

D. 宫缩强度增加

E. 上腹部舒适感

2. 某产妇，26 岁，$G_1P_0$，现孕 40 周，规律宫缩 14 小时，阴道检查：宫口开全，胎膜已破，枕左前位，头先露双顶径达坐骨棘下 2 cm，胎心音正常。下列护理哪项不对(　　)

A. 陪伴在产妇身边，指导使用腹压

B. 观察胎头是否已达阴道口

C. 准备产包

D. 消毒外阴

E. 洗手准备接生

3. 某初孕妇，孕 40 周，于 10 天前即出现不规律宫缩，并且常于夜间出现，清晨消失。于半小时前见红，估计此孕妇分娩最晚开始时间是(　　)

A. 5 ~6 天

B. 4 ~5 天

C. 2 ~3 天

D. 24 ~48 小时

E. 10 ~20 小时

4. 28 岁初孕妇，临产 15 h，宫口开大 5 cm，胎心好，宫缩规律，胎头已入盆，胎膜未破，可触及前羊水囊，首选的处理措施是(　　)

A. 人工破膜

B. 肥皂水灌肠

C. 建立静脉通道

D. 继续观察 2 ~4 小时

E. 针刺三阴交、合谷穴位

5. 李女士，26 岁，第 1 胎，妊娠 39 周伴阵发性腹痛 3 h 入院。检查：规律宫缩，枕右前位，胎心 140 次/分，宫口开大 2 cm，胎膜未破，头先露 S＝0，下列护理措施不当的是(　　)

A. 入院沐浴更衣

B. 用温肥皂水灌肠

C. 鼓励产妇进食少量多餐

D. 鼓励产妇 2～4 h 排尿 1 次

E. 指导产妇卧床休息，抬高臀部

6. 某产妇，孕 2 产 1，孕 40 周，第一胎因前置胎盘行剖宫产术。检查：宫口开 2 cm，枕左前位，胎心音 140 次/分，下列护理错误的是(　　)

A. 清洁外阴

B. 用温肥皂水灌肠

C. 鼓励产妇少食多餐

D. 严观产程进展

E. 严观胎心音

7. 24 岁初产妇，规律宫缩 10 小时，宫口开 7 cm，胎头 S＋2，LOA、未破膜，胎心 140 次/分，宫缩 50 秒/3 分。此产程处于(　　)

A. 潜伏期

B. 正常活跃期

C. 异常活跃期

D. 正常第二产程

E. 异常第二产程

8. 初产妇，足月妊娠临产 12 小时。阴道检查：头先露，宫口开全，双顶径于坐骨棘水平下 4 cm，枕左前位，胎膜已破，羊水清，胎心率 140 次/分，宫缩 50 秒/2 分，估计胎儿体重 3200 g。其正确护理措施为(　　)

A. 立即做好剖宫产术准备

B. 遵医嘱用缩宫素静脉滴注

C. 严观产程进展，等待阴道自然分娩

D. 立即做好助产术准备

E. 以上均不对

9. 张女士，初产妇，妊娠 40 周，临产 6 h，宫口开大 3 cm；临产 11 h，宫口开全 。宫口开全 1 小时产妇仍在屏气用力，阴道口可见胎儿头发，胎心正常。此时产程属于(　　)

A. 正常

B. 潜伏期延长

C. 活跃期延长

D. 活跃期停滞

E. 第二产程延长

10. 初产妇足月临产，阴道检查：宫口开全，先露头 S＋3，大囟门位于母体骨盆右后方

侧方，其胎位(　　)

A. 枕左前位

B. 枕右前位

C. 枕左横位

D. 枕右后位

E. 枕左后位

三、A3/A4 型题

(1～2 题共用题干)

李某，27 岁，第一胎，孕期检查情况正常。因足月临产 4 h 入院，检查血压正常，宫缩持续 30 秒，间隙 4～5 分钟，胎心 140 次/分。阴道检查：宫口开大 2 cm，未破膜，头先露，双顶径在坐骨棘水平。

1. 此时下列护理措施不正确的是( )

A. 给予半流质饮食

B. 创造温馨待产环境

C. 劝导产妇绝对卧床休息

D. 指导产妇排尿 1 次/2～4 h

E. 在宫缩间隙时听胎心 1 次/1～2 h

2. 临产 12 h 后，产妇进入第二产程，检查：宫缩持续 45 秒，间隙 1 分钟。听取胎心应每隔(　　)

A. 1 次/10 min

B. 1 次/20 min

C. 1 次/30 min

D. 1 次/40 min

E. 1 次/50 min

(3～5 题共用题干)

黄女士，28 岁，孕 2 产 1。自诉第 1 胎分娩历时 5 h。现妊娠 38 周伴阵发性腹痛约半小时急诊入院。检查：宫底在脐剑之间，胎心音 140 次/分，宫缩持续 50 秒，间歇约 2 分，宫口开大 3 cm，头先露 S＝0，胎膜未破。

3. 此产妇已临产，其产力为(　　)

A. 正常产力

B. 协调性宫缩乏力

C. 不协调性宫缩乏力

D. 协调性宫缩过强

E. 不协调性宫缩过强

4. 下列护理措施中错误的是(　　)

A. 吸氧

B. 陪伴产妇

C. 立即灌肠

D. 准备接生物品

E. 准备抢救新生儿物品

5. 要适当提早消毒外阴准备接生，避免引起急产所致的诸多母儿损伤，但不包括(　　)

A. 早产

B. 产后出血

C. 产道撕裂

D. 母儿感染

E. 新生儿颅内出血

(6 ~ 8 题共用题干)

王某，30 岁，宫内孕 39 周，于昨晚出现宫缩，清晨起来又消失。

6. 此时产妇的情况是(　　)

A. 临产先兆

B. 规律宫缩

C. 第一产程

D. 第二产程

E. 属于产妇紧张造成的宫缩，尚未临产

7. 当天下午，孕妇又开始出现宫缩，3 ~ 5 min 出现 1 次，每次持续约 40 s，宫颈管消失，宫口可容一指尖，提示孕妇的状况是(　　)

A. 先兆临产

B. 出现了异常宫缩

C. 开始第一产程

D. 进入第一产程活跃期

E. 进入第二产程

8. 在第三产程，最主要的表现是(　　)

A. 见红

B. 规律宫缩

C. 宫颈扩张

D. 胎盘娩出

E. 胎儿娩出

(9 ~ 10 题共用题干)

某初产妇，27 岁，妊娠 40 周，临产 6 小时，宫口开 3 cm；临产 11 小时，宫口开全，头先露 S = 0，胎心正常。

9. 此时产程属于(　　)

A. 正常产程

B. 潜伏期延长

C. 活跃期延长

D. 活跃期停滞

E. 第二产程延长

10. 宫口开全已 4 小时，产妇仍在屏气用力，此时产程属于(　　)

A. 正常产程

B. 潜伏期延长
C. 活跃期延长
D. 活跃期停滞
E. 第二产程延长

**【参考答案】**

一、A1 型题

1. C 2. A 3. C 4. A 5. B 6. C 7. B 8. D 9. D 10. C 11. E 12. B 13. B
14. E 15. D 16. C 17. C 18. A 19. E 20. A

二、A2 型题

1. A 2. A 3. D 4. A 5. E 6. B 7. B 8. C 9. A 10. A

三、A3/A4 型题

1. C 2. A 3. A 4. C 5. A 6. A 7. C 8. D 9. A 10. E

（李丽琼）

# 第 6 章　正常产褥期母婴的护理

**【思考题】**

**一、A1 型题**

1. 产褥期是指产后(　　)
A. 2 周
B. 3 周
C. 4 周
D. 5 周
E. 6 周

2. 产后多少天后腹部检查扪不到子宫底(　　)
A. 第 3 天
B. 第 5 天
C. 第 7 天
D. 第 10 天
E. 以上均不对

3. 产褥期母体变化最显著的器官是(　　)
A. 子宫
B. 阴道
C. 乳房
D. 循环系统
E. 消化系统

4. 胎盘附着面子宫内膜完全修复需到产后(　　)
A. 3 周
B. 4 周
C. 5 周
D. 6 周
E. 8 周

5. 新生儿脐带一般在出生后多长时间内脱落(　　)
A. 1 ~2 天
B. 3 ~7 天
C. 5 ~9 天
D. 6 ~10 天
E. 7 ~12 天

6. 新生儿生理性体重下降(　　)
A. 1% ~2%

B. 2% ~3%

C. 3% ~7%

D. 6% ~9%

E. 7% ~12%

7. 去掉新生儿胎脂的最佳时间为(　　)

A. 出生后立即擦掉

B. 出生 6 小时后擦掉

C. 出生 24 小时后擦掉

D. 出生 48 小时后擦掉

E. 任其自行分解

8. 新生儿的大便呈黄色稀薄状，水与粪分离是因为(　　)

A. 消化不良

B. 食糖过多

C. 食脂肪过多

D. 食蛋白质过多

E. 进食不足

9. 关于产褥期母体的护理措施，错误的是(　　)

A. 保持外阴清洁

B. 加强营养

C. 左侧卧位

D. 产后鼓励产妇自行小便

E. 观子宫复旧及恶露情况

10. 预防红臀的护理措施应除外(　　)

A. 保持臀部清洁干燥

B. 尿布柔软吸水性强

C. 少换尿布，减少刺激

D. 尿布不宜兜得过松过紧

E. 有糜烂时遵医嘱用药

二、A2 型题

1. 新生儿出生时阿普加评分的内容不包括(　　)

A. 心率

B. 呼吸

C. 皮肤颜色

D. 肌张力

E. 皮肤温度

2. 未母乳喂养或未做到及时有效的母乳喂养的产妇，通常可于产后 3 ~4 天因乳房血管、淋巴管极度充盈可有发热，称为(　　)

A. 产褥热

B. 产后热

C. 泌乳热
D. 乳腺炎
E. 产褥感染
3. 产妇产后 4 ~6 小时应排尿的原因是(　　)
A. 利于伤口恢复
B. 利于产妇舒适
C. 利于产妇活动
D. 利于子宫收缩
E. 利于乳汁分泌
4. 每次哺乳前，产妇清洁乳房应(　　)
A. 用湿毛巾擦净乳房
B. 用肥皂水清洁乳房
C. 用乙醇消毒乳房
D. 用专用消毒剂消毒乳房
E. 用碘附消毒乳房
5. 可以进行产后锻炼的时间是(　　)
A. 产后第 1 天
B. 产后第 2 天
C. 产后第 3 天
D. 产后第 4 天
E. 产后第 5 天
6. 李女士，31 岁，阴道分娩，产后 28 天，正常恶露为(　　)
A. 血性恶露
B. 白色恶露
C. 无色恶露
D. 浆液性恶露
E. 黏液性恶露
7. 某产妇，产后 4 天，下列不属正常产褥现象的是(　　)
A. 出汗多
B. 呼吸急促
C. 哺乳时腹痛
D. 低热，体温 37.7℃
E. 阴道分泌物颜色鲜红
8. 李某，26 岁，初产妇，产后 21 天恶露为鲜红色、量多、有腥臭味，首要采取的措施是(　　)
A. 应用止血药
B. 输液、供给营养
C. 保证睡眠、适当活动
D. 正常生理现象，不用干预

E. 使用宫缩剂，必要时用抗生素

9. 某新生儿出生后 3 天，对其生命体征的描述，正确的是(　　)

A. 胸式呼吸为主

B. 体温 38.7℃

C. 脉搏 90 次/分

D. 心率 100 次/分

E. 呼吸 20 ~ 40 次/分

10. 李某，初产妇，于 6 小时前顺产一正常女婴，给婴儿提供的护理措施错误的是(　　)

A. 必须采取保暖措施

B. 以持续仰卧位最好

C. 密切观察呼吸和面色

D. 重度窒息者应重点护理

E. 入室后了解阿普加评分情况

11. 某妇，顺产一女婴，产后第 2 天门窗紧闭，不让护士为其病室通风。护士给其宣教通风的目的。不恰当的是(　　)

A. 减少感染的发生

B. 减少细菌的数量

C. 增加氧含量

D. 抑制细菌生长

E. 净化空气

三、A3/A4 型题

(1 ~ 2 题共用题干)

某产妇，经阴道顺产后 2 天，目前述说乳房胀痛，下腹部阵发性轻微疼痛。查乳房胀痛，无红肿，子宫硬，宫底在腹正中脐下 2 指，阴道出血如月经量。

1. 对该孕妇乳房胀痛首选的护理措施是(　　)

A. 少喝汤水

B. 皮硝敷乳房

C. 生麦芽煎水喝

D. 让新生儿多吸吮

E. 用吸奶器吸奶

2. 对该孕妇下腹疼痛问题，可以告知(　　)

A. 需要用止痛药

B. 是产后宫缩痛

C. 一般 1 周后消失

D. 是不正常的子宫痛

E. 与使用宫缩剂无关

(3 ~ 5 题共用题干)

刘女士，27 岁，于今日平产一活婴。

3. 在产后立即指导哺乳的措施中，正确的做法是(　　)

A. 按需哺乳

B. 哺乳完毕立即换尿布

C. 若乳汁不够，加补奶粉

D. 两次哺乳间可添加糖水

E. 乳房堵住新生儿没关系

4. 在出生后的第 3 天，产妇发现新生儿轻度黄染，关于黄染的消退时间，你的解释是出生后(　　)

A. 5 ~ 10 天

B. 4 ~ 6 天

C. 8 ~ 12 天

D. 7 ~ 10 天

E. 10 ~ 14 天

5. 出生后第 4 天，产妇发现新生儿的大便颜色发绿，量少次数多，你的解释是(　　)

A. 肠道感染

B. 消化不良

C. 进食不足

D. 肝脏功能异常

E. 摄入蛋白质过多

(6 ~ 8 题共用题干)

某孕妇，于今天早晨经阴道顺产一女婴，进展顺利。

6. 为了防止尿潴留，指导她第一次排尿的时间应在产后(　　)

A. 4 ~ 6 h

B. 6 ~ 8 h

C. 8 ~ 10 h

D. 8 ~ 12 h

E. 10 ~ 12 h

7. 该产妇产后第 4 天，出现双乳胀痛，乳汁排流不畅，最常见的原因是(　　)

A. 进食少

B. 乳头凹陷

C. 未及时早按摩、热敷乳房

D. 卧床时间长，活动少

E. 未给新生儿早吸吮、多吸吮

8. 该产妇产后健康检查的时间在(　　)

A. 产后 2 周

B. 产后 4 周

C. 产后 6 周

D. 产后 8 周

E. 产后 10 周

【参考答案】

一、A1 型题

1. E 2. D 3. A 4. D 5. B 6. D 7. B 8. A 9. C 10. C

二、A2 型题

1. E 2. C 3. D 4. A 5. B 6. B 7. B 8. E 9. E 10. B 11. D

三、A3/A4 型题

1. D 2. B 3. A 4. D 5. E 6. A 7. E 8. C

（李丽琼）

# 第7章　妊娠期并发症患者的护理

【思考题】

一、A1 型题

1. 先兆流产与难免流产的主要区别在(　　)
A. 出血量
B. 腹痛程度
C. 宫口开大否
D. 子宫大小
E. 组织排出

2. 下列哪种流产可以继续妊娠(　　)
A. 先兆流产
B. 难免流产
C. 不完全流产
D. 完全流产
E. 稽留流产

3. 早期流产最常见的原因是( )
A. 生殖器官疾病
B. 染色体异常
C. 有害的化学物质
D. 全身疾病
E. 内分泌失调

4. 对于不全流产患者，一经确诊，护士需(　　)
A. 让患者休息
B. 及时做好清除宫内残留组织的准备
C. 减少刺激
D. 加强心理护理，增强保胎信心
E. 继续监测胚胎发育情况

5. 关于难免流产，叙述正确的是(　　)
A. 阴道流血量较多，伴阵发性腹痛
B. 由先兆流产发展而来，经休息和治疗后流产可以避免
C. 宫颈口关闭
D. 子宫接近非孕大小
E. 不需特殊处理

6. 先兆流产不正确的处理措施是(　　)
A. 绝对卧床休息

B. 禁止性生活
C. 镇静
D. 心理安慰
E. 及时阴道检查
7. 对于习惯性流产患者，下列护理措施错误的是(　　)
A. 在下次妊娠前尽可能查明流产原因
B. 妊娠确诊后应卧床休息，加强营养
C. 黄体功能不足者，给黄体酮治疗
D. 治疗期必须达到以往发生流产妊娠月份
E. 如宫颈内口松弛者可在妊娠 14 ~ 16 周时行子宫内口缝扎术
8. 稽留流产的临床特点，下述正确的是(　　)
A. 腹痛重
B. 阴道流血多
C. 子宫略小于停经月份
D. 易发生凝血功能障碍
E. 尿妊娠试验阳性
9. 异位妊娠最常见的发生部位是(　　)
A. 输卵管间质部
B. 输卵管壶腹部
C. 峡部
D. 腹腔妊娠
E. 卵巢妊娠
10. 异位妊娠最突出的症状是(　　)
A. 停经
B. 腹痛
C. 阴道流血
D. 肛门坠胀
E. 晕厥
11. 输卵管妊娠最常见的病因是(　　)
A. 慢性输卵管炎症
B. 输卵管发育异常
C. 宫内节育器
D. 盆腔肿瘤
E. 孕卵外游
12. 妊娠高血压疾病最基本的病理变化是(　　)
A. 全身小动脉痉挛
B. 胎盘血管痉挛
C. 脑血管痉挛
D. 肾小动脉痉挛

E. 冠状动脉痉挛

13. 硫酸镁中毒的首要表现是(　　)

A. 血压下降

B. 心跳停止

C. 呼吸抑制

D. 肌张力减退

E. 膝跳反射消失

14. 硫酸镁中毒时，解毒药是(　　)

A. 10% 氯化钾 10 mL

B. 枸橼酸钠

C. 苯妥英钠

D. 10% 葡萄糖酸钙 10 mL

E. 利多卡因

15. 子痫患者，防止舌咬伤的紧急措施是(　　)

A. 去枕平卧

B. 在上下牙之间放置开口器或缠以纱布的压舌板

C. 镇静剂

D. 硫酸镁

E. 放置床档

16. 控制和预防子痫的首选药是(　　)

A. 地西泮

B. 甘露醇

C. 硫酸镁

D. 钙剂

E. 冬眠合剂

17. 下列对子痫的紧急处理不正确的是(　　)

A. 安置在安静的单人房间

B. 加床档

C. 准备抢救器械

D. 房间光线明亮

E. 控制抽搐

18. 关于重型胎盘早剥，下列叙述正确的是(　　)

A. 阴道流血量与病情严重程度呈正比

B. 以无诱因、无痛性反复阴道流血为特点

C. 是妊娠早期的一种严重并发症，起病急，进展快

D. 腹部触诊子宫硬如板状，有压痛

E. 胎位和胎心音清楚

19. 胎盘早剥的处理原则是(　　)

A. 卧床休息，减少刺激

B. 做好剖宫产的准备
C. 应用纤维蛋白原
D. 严密观察，及早发现并发症
E. 确诊后及时终止妊娠
20. 重型胎盘早剥的临床表现不包括(　　)
A. 持续腹痛
B. 子宫硬如板状
C. 子宫小于妊娠月份
D. 内出血
E. 可有少量阴道出血
21. 胎盘早剥患者在分娩及胎盘娩出后应立即注射(　　)
A. 止血剂
B. 缩宫素
C. 肝素
D. 维生素 K
E. 甘露醇
22. 对前置胎盘患者进行产科检查，下列叙述错误的是(　　)
A. 胎方位清楚
B. 先露高浮
C. 宫颈抬举痛明显
D. 子宫大小与停经月份一致
E. 胎心正常
23. 关于过期妊娠的描述正确的是(　　)
A. 凡月经周期正常，妊娠达到或超过 40 周尚未分娩者
B. 凡月经周期正常，妊娠达到或超过 42 周尚未分娩者
C. 凡月经周期正常，妊娠达到或超过 38 周尚未分娩者
D. 凡月经周期正常，妊娠达到或超过 36 周尚未分娩者
E. 凡月经周期正常，妊娠达到或超过 44 周尚未分娩者
24. 早产的主要临床表现是(　　)
A. 规则宫缩
B. 阴道出血
C. 胎膜早破
D. 胎儿畸形
E. 多胎
25. 不是早产临产的评估内容是(　　)
A. 妊娠满 28 周到不满 37 周
B. 子宫规律收缩(20 min≥4 次)
C. 宫颈管消退≥75%
D. 进行性宫口扩张 2 cm 以上

E. 阴道分泌物增多

26. 羊水过多是指羊水量超过(　　)

A. 1000 mL

B. 1500 mL

C. 2000 mL

D. 2500 mL

E. 3000 mL

27. 羊水过多易发生的并发症(　　)

A. 贫血

B. 妊娠期高血压疾病

C. 心脏病

D. 糖尿病

E. 病毒性肝炎

28. 羊水过多的护理措施错误的是(　　)

A. 右侧卧位

B. 低盐饮食

C. 卧床休息

D. 急性羊水过多，可取半坐卧位

E. 减少增加腹压的活动

**二、A2 型题**

1. 患者，28 岁，女性，已婚，现停经 60 天，有少量阴道流血，无早孕反应。妇科检查：宫口闭，软，双附件( - )，为明确评估疾病，宜采用的辅助检查方法是(　　)

A. B 超

B. 尿妊娠试验

C. 阴道镜检查

D. 阴道后穹窿穿刺

E. 腹腔镜检查

2. 患者，30 岁，诊断为输卵管妊娠，护士对患者进行护理评估时，下列正确的是(　　)

A. 患者月经过期，说明患者有停经史

B. 阴道后穹隆穿刺术阴性说明不存在输卵管妊娠

C. 阴道流血量不多，说明腹腔内出血量也不多

D. 腹腔内大量出血的患者需行腹腔镜进一步检查

E. 血压下降、腹痛加剧、肛门坠胀感明显是患者病情发展的指征

3. 患者，妊娠 31 周，无痛性阴道出血 4 次，检查发现，胎心在正常范围，子宫无压痛，阴道出血量少于月经量，正确的护理措施是(　　)

A. 卧床休息，左侧卧位

B. 肛门检查

C. 阴道检查

D. 缩宫素引产

E. 立即剖宫产

4. 患者女性，妊娠31周，少量阴道出血，以往曾有3次早产史，主要处理措施是( )

A. 抑制宫缩，促进胎儿肺成熟

B. 左侧卧位

C. 缩宫素静脉点滴

D. 顺其自然

E. 吸氧，止血

5. 患者，28岁，因反复无痛性出血到医院就诊，诊断为前置胎盘，下列护理措施叙述错误的是( )

A. 绝对卧床休息，左侧卧位

B. 间断或持续吸氧

C. 维持血容量

D. 可以肛查，禁止阴道检查

E. 预防感染

6. 患者，孕37周，无诱因性阴道出血200 mL，腹部检查：腹软无压痛，胎位清楚，胎心158次/min，最可能的疾病是( )

A. 流产

B. 早产临产

C. 前置胎盘

D. 胎盘早剥

E. 异位妊娠

7. 初产妇，25岁，妊娠34周，外伤后突感腹部剧烈疼痛，无阴道流血，急诊入院。查体：血压80/50 mmHg，脉搏118次/分，面色苍白，大汗淋漓，宫底剑突下3横指，胎位不清，胎心听不到，宫体右前壁压痛，最可能的疾病是( )

A. 流产

B. 早产临产

C. 前置胎盘

D. 胎盘早剥

E. 异位妊娠

8. 患者，妊娠42周，医生决定给予终止妊娠，患者及家属不同意，正确的护理措施是( )

A. 同意患者、家属意见，顺其自然

B. 指导配合治疗

C. 严密观察病情

D. 解释过期妊娠对胎儿的危害

E. 监测胎心

9. 28岁妇女，停经8个月，检查子宫大于停经月份，为了明确诊断，首选辅助检查为( )

A. 超声多普勒

B. AFP
C. B 超
D. 腹部 X 线拍片
E. 胎儿心电图

10. 患者，孕 35 周，宫缩规律，间隔 5 ~6 分钟，持续 40 秒，查宫颈管消退 80%，宫口扩张 3 cm，最可能的诊断是(　　)
A. 流产
B. 早产临产
C. 前置胎盘
D. 胎盘早剥
E. 异位妊娠

三、A3/A4 **型题**

(1 ~2 题共用题干)

某患者，停经 50 天出现阴道少量出血，伴轻微下腹痛。妇科检查：宫颈口关闭，子宫增大约孕 50 天大小，妊娠试验阳性。

1. 该患者最可能的疾病是(　　)
A. 难免流产
B. 不全流产
C. 习惯性流产
D. 先兆流产
E. 完全流产

2. 此时应为患者进行( )
A. 刮宫术
B. 绝对卧床休息
C. 阴道检查
D. 缩宫素静脉点滴
E. 凝血功能检查

(3 ~4 题共用题干)

某初孕妇，停经 3 个月，在家出现下腹痛和组织物排出，阴道出血少。妇科检查：宫口关闭，子宫大小正常，妊娠试验阴性。

3. 该患者最可能的诊断是(　　)
A. 难免流产
B. 不全流产
C. 习惯性流产
D. 先兆流产
E. 完全流产

4. 此时应为患者进行(　　)
A. 立即清宫
B. 无需特殊处理

C. 镇静、保胎
D. 宫口缝扎术
E. 凝血功能检查
(5 ~6 题共用题干)
某初孕妇，停经4个月，曾有阴道出血史。妇科检查：宫口关闭，子宫孕8周大小，妊娠试验阴性。
5. 该患者最可能的诊断是(　　)
A. 难免流产
B. 不全流产
C. 习惯性流产
D. 先兆流产
E. 稽留流产
6. 此时应为患者首先进行(　　)
A. 阴道检查
B. 无需特殊处理
C. 镇静、保胎
D. 宫口缝扎术
E. 凝血功能检查
(7 ~11 题共用题干)
患者，妊娠28周，因意外碰撞出现持续腹痛，伴少量阴道出血。查体：血压150/110 mmHg，子宫硬如板状，压痛，子宫大于妊娠月份，阴道无出血。胎心、胎动消失。
7. 此患者最可能的疾病是(　　)
A. 羊水过多
B. 羊水过少
C. 胎盘早剥
D. 前置胎盘
E. 双胎妊娠
8. 此患者的正确的处理措施是(　　)
A. 缩宫素引产
B. 纠正休克，剖宫产
C. 等待自然分娩
D. 产前助产
E. 水囊引产
9. 此患者最易出现的并发症是(　　)
A. 心衰
B. 呼吸窘迫综合征
C. 羊水过少
D. 弥散性血管内凝血
E. 双胎妊娠

10. 此患者的紧急的护理措施是(　　)
A. 测体温
B. 听胎心
C. 按摩子宫
D. 开放静脉
E. 会阴擦洗
11. 下列不是此患者需重点观察的内容是(　　)
A. 血压
B. 脉搏
C. 面色
D. 大便
E. 神志
(12～13 题共用题干)
患者，37 周，在家起床排便，突然全身抽搐，血压 170/80 mmHg，下肢水肿(＋＋)，胎心率 150 次/分。
12. 此患者最可能的疾病是(　　)
A. 先兆子痫
B. 子痫
C. 癫痫
D. 妊娠水肿
E. 妊娠合并慢性高血压
13. 此患者此时应立即采取的处理方法是(　　)
A. 地西泮肌内注射
B. 硫酸镁静脉点滴
C. 吗啡皮下注射
D. 哌替啶肌内注射
E. 甘露醇快速点滴
(13～16 题共用题干)
患者女性，30 岁，停经 60 天，阴道少量出血 1 天，晨起突然下腹剧痛，伴恶心、呕吐及一过性晕厥，面色苍白，血压 70/40 mmHg，脉搏 120 次/分，妇科检查：宫颈举痛，后穹窿刺痛，盆腔触诊不满意，尿妊娠试验弱阳性。
14. 此患者的医疗诊断是(　　)
A. 羊水过多
B. 异位妊娠
C. 胎盘早剥
D. 前置胎盘
E. 双胎妊娠
15. 此患者最有价值的辅助检查是(　　)
A. 血 HCG

B. 腹部 X 线摄片
C. 阴道后穹窿穿刺
D. 诊断性刮宫
E. 腹腔镜检查
16. 此患者此时最适宜的处理方法是(　　)
A. 住院观察
B. 止痛
C. 阴道后穹窿穿刺，并急诊手术准备
D. 指导进食
E. 腹腔镜检查

**【参考答案】**

一、A1 型题

1. C　2. A　3. C　4. B　5. A　6. E　7. D　8. D　9. B　10. B　11. A　12. A　13. E　14. D　15. B　16. C　17. D　18. D　19. E　20. C　21. B　22. C　23. B　24. A　25. E　26. E　27. B　28. A

二、A2 型题

1. A　2. E　3. A　4. A　5. D　6. C　7. D　8. D　9. C　10. B

三、A3/A4 型题

1. D　2. B　3. E　4. B　5. E　6. E　7. C　8. B　9. D　10. D　11. D　12. B　13. B　14. B　15. C　16. C

（李丽琼）

# 第8章　妊娠合并症妇女的护理

【思考题】

一、A1 型题

1. 妊娠合并心脏病孕妇死亡的主要原因是(　　)
1. 感染
B. 贫血
C. 心力衰竭
D. 肾衰竭
E. 休克

2. 妊娠期孕妇的血容量何时达到最高峰(　　)
A. 孕 6～8 周
B. 孕 26～28 周
C. 孕 30～32 周
D. 孕 32～34 周
E. 孕 34～36 周

3. 妊娠合并心脏病患者，下列不属于早期心衰的体征是(　　)
A. 休息时心率超过 110 次/分
B. 轻微活动后有胸闷、气急、心悸
C. 休息时呼吸频率小于 20 次/分
D. 阵发性的端坐呼吸
E. 肺部少量持续湿啰音

4. 妊娠合并心脏病患者发生左心衰竭的可靠依据是(　　)
A. 踝部出现凹陷性水肿
B. 休息时心率超过 100 次/min
C. 夜里睡眠时常感胸闷
D. 肺底部有持续性湿啰音
E. 休息时呼吸超过 20 次/min

5. 我国孕产妇死亡原因高居第二位的是(　　)
A. 妊娠合并心脏病
B. 妊娠合并糖尿病
C. 妊娠合并肝炎
D. 妊娠合并贫血
E. 妊娠合并高血压

6. 妊娠合并心脏病患者的分娩期护理不正确的是(　　)
A. 遵医嘱使用抗生素预防感染

B. 严密观察产妇的生命体征
C. 产后出血时，即静脉注射麦角新碱
D. 不要让产妇屏气用力
E. 心功能Ⅲ级以上者，协助医生采用剖宫产术终止妊娠
7. 妊娠合并心脏病患者什么时候入院为宜(　　)
A. 妊娠早期即开始
B. 妊娠 32 周或临产前
C. 应在预产期前 1 ~2 周入院
D. 正式临产后
E. 妊娠 34 周或临产前
8. 妊娠合并心脏病患者，产后 24 h 内应(　　)
A. 适量室内活动
B. 绝对卧床休息
C. 按需哺乳
D. 学习护理新生儿
E. 产后保健操
9. 关于妊娠合并心脏病的叙述错误的是(　　)
A. 是孕产妇死亡的主要原因之一
B. 妊娠 32 ~34 周时血容量达到最高峰
C. 第二产程心脏的负担最重
D. 心功能不良可发生早产，胎儿宫内窘迫
E. 产后 2 ~3 天心脏负担减轻
10. 对妊娠合并心脏病患者，下列护理不妥的是(　　)
A. 妊娠 4 个月起，适当限制食盐的摄入
B. 妊娠 4 个月起，服用铁剂及维生素 C
C. 休息时，宜采取左侧卧位
D. 定期监测血压
E. 加强体育锻炼，增加机体抵抗力
11. 心脏病患者，下列不宜妊娠的是(　　)
A. 心功能Ⅰ ~Ⅱ级者
B. 风湿性心脏病，心功能良好者
C. 无明显心脏扩大
D. 轻微活动后有胸闷、气喘者
E. 先心病经手术好转、无心衰史者
12. 妊娠合并病毒性肝炎，临近产期有出血倾向可用(　　)
A. 缩宫素
B. 维生素 K
C. 维生素 C
D. 安洛血

E. 维生素 D

13. 妊娠合并重症肝炎患者的护理措施，下列不恰当的是(　　)

A. 每日摄入的蛋白质不超过 20 g

B. 口服新霉素抑制大肠埃希菌，减少毒性物质形成

C. 肥皂水灌肠以改变肠道内酸碱度，抑制毒性物质吸收

D. 必要时应用降氨药物以改善大脑功能

E. 密切注意凝血机制障碍的迹象

14. 妊娠合并糖尿病需使用药物治疗时应选用(　　)

A. 优降糖

B. 消渴丸

C. 胰岛素

D. 降糖灵

E. 以上都可使用

15. 妊娠期糖尿病患者控制血糖的方法不合适的是(　　)

A. 饮食治疗

B. 运动治疗

C. 血糖的监测

D. 胰岛素治疗

E. 服用磺脲类药物

16. 妊娠合并糖尿病产妇的新生儿，娩出 30 min 内应(　　)

A. 早吸吮

B. 母乳喂养

C. 喂白开水

D. 不需喂服

E. 滴服 25% 的葡萄糖

17. 妊娠合并糖尿病最不可能出现的并发症是(　　)

A. 过期妊娠

B. 妊娠期高血压疾病

C. 羊水过多

D. 胎膜早破

E. 泌尿系感染

18. 下列与妊娠合并糖尿病无关的是(　　)

A. 羊水过多

B. 巨大胎儿

C. 新生儿低血糖

D. 妊娠呕吐

E. 霉菌性阴道炎

19. 关于妊娠合并糖尿病分娩后的处理，错误的是(　　)

A. 所生婴儿一律按早产儿处理

B. 预防产褥期感染，保持皮肤清洁
C. 一般不主张母乳喂养
D. 定期产科及内科复查
E. 产后长期避孕，最好不用药物避孕及宫内避孕器具
20. 糖尿病对妊娠的影响不正确的是(　)
A. 受孕机率增加
B. 羊水过多的发生率增加
C. 妊娠高血压疾病的发生率增加
D. 泌尿生殖道的感染机会增加
E. 巨大儿的发生率增加
21. 糖尿病孕妇终止妊娠，错误的措施是(　　)
A. 终止前，肌注地塞米松
B. 剖宫或引产当日，胰岛素为原量的 1/2
C. 产后胰岛素改为原用量
D. 广谱抗生素预防感染
E. 产后胰岛素逐渐改为非孕期用量
22. 孕妇的贫血除了生理性贫血外，多为(　　)
A. 缺铁性贫血
B. 再生障碍性贫血
C. 慢性失血性贫血
D. 营养不良性贫血
E. 巨幼细胞性贫血
23. 与铁剂同服的维生素是(　　)
A. 维生素 C
B. 维生素 D
C. 维生素 E
D. 维生素 A
E. 维生素 B
24. 以下哪项不能诊断为妊娠合并贫血(　　)
A. 红细胞计数 $<3.5\times10^{12}/L$
B. 血红蛋白 <100 g/L
C. 红细胞计数 $<4\times10^{12}/L$
D. 红细胞计数 $<3\times10^{12}/L$
E. 血细胞比容 <0.30
25. 妊娠合并贫血不宜哺乳者是下列哪项(　　)
A. 输血治疗
B. 中度贫血
C. 轻度贫血
D. 重度贫血

E. 铁剂治疗

二、A2 型题

1. 妊娠合并心脏病最易发生心衰的时期是妊娠 32 ~ 34 周、分娩期及(　　)

A. 产后 3 日内

B. 产后 2 日内

C. 产后 4 日内

D. 产后 5 日内

E. 产后 1 日内

2. 22 岁患者，停经 7 周，已确诊先心病，半年前曾因心衰住院治疗，对该孕妇妊娠的处理原则(　　)

A. 内科观察下继续妊娠

B. 洋地黄控制下继续妊娠

C. 继续妊娠，出现心衰后终止妊娠

D. 先洋地黄后终止妊娠

E. 立即人工流产术

3. 30 岁患者，停经 8 周，近 3 日来感心悸、夜间常因胸闷而起床，查：心率 120 次/分、呼吸 22 次/分，心界向左扩大，心尖部可闻及舒张期杂音，肺底部有湿啰音，双下肢浮肿，恰当的处理(　　)

A. 控制心衰后终止妊娠

B. 控制心衰继续妊娠

C. 加强围生期监护至产后

D. 积极治疗控制病情，继续妊娠

E. 立即终止妊娠

4. 初产妇，妊娠 38 周，合并心脏病临产，心功能Ⅲ级，骨盆测量正常，宫口开大 5 cm，下列分娩方式最合适的是(　　)

A. 严密观察，等待自然分娩

B. 宫口开全后阴道助产

C. 加压缩短第二产程

D. 剖宫产

E. 缩宫素肌注

5. 心脏病初产妇，心功能Ⅱ级，产钳助产分娩，预防心衰最佳的措施是(　　)

A. 肌注麦角新碱

B. 肌注缩宫素

C. 腹部放置沙袋

D. 排空膀胱

E. 静脉点滴西地兰

6. 患者，23 岁，孕 16 周出现心慌、气短，经检查心功能Ⅱ级，严密监测下，自然临产，该产妇的体位最好是(　　)

A. 平卧位

B. 右侧卧位

C. 随意卧位

D. 左侧卧位上半身抬高

E. 仰卧位

7. 孕妇，26 岁，患风湿性心脏病，心功能Ⅱ级，现足月临产，宫口已开全，较疲劳，下述处理哪项不恰当(　　)

A. 适当用镇静剂

B. 给氧气吸入

C. 立即行剖宫产

D. 会阴切开，阴道助娩

E. 产后给抗生素预防感染

8. 产妇，28 岁，病毒性肝炎，且 HBeAg 及抗 HBc 阳性，产后如何指导母乳喂养(　　)

A. 可以母乳喂养

B. 不可以母乳喂养

C. 婴儿接受免疫后可以母乳喂养

D. 产妇接受免疫后可以母乳喂养

E. 婴儿和产妇接受免疫后可以母乳喂养

9. 某女士，27 岁，第一胎，孕 38 周，患乙型病毒性肝炎，临产 1 h，宫口开大 1 cm，产科情况正常，错误的护理措施是(　　)

A. 住隔离产房

B. 严密观察有无出血倾向

C. 肥皂水灌肠

D. 用降氨药和新霉素

E. 备新鲜血及维生素 K

10. 乙型肝炎母婴传播的主要途径(　　)

A. 垂直传播

B. 产时传播

C. 产后传播

D. 乳汁传播

E. 输血传播

11. 病毒性肝炎对妊娠的影响，下列哪项不正确(　　)

A. 妊娠早孕反应不加重

B. 妊娠早期患肝炎易发展为急性、亚急性肝炎

C. 妊娠晚期易发生妊娠高血压疾病

D. 妊娠中晚期易诱发 DIC

E. 妊娠期发生病毒性肝炎致围生期死亡率增高

12. 32 岁孕妇，妊娠 34 周，三次空腹血糖均大于 7.0 mmol/L，该孕妇考虑合并的疾病是(　　)

A. 妊娠合并心脏病

B. 妊娠合并病毒性肝炎

C. 妊娠合并糖尿病

D. 妊娠合并肾炎

E. 妊娠合并贫血

13. 30 岁孕妇，孕周 32 周，偶感头晕无眼花，血常规示 Hb 92 g/L，血细胞比容小于 0. 30，该孕妇考虑合并的疾病是(　　)

A. 妊娠合并心脏病

B. 妊娠合并病毒性肝炎

C. 妊娠合并糖尿病

D. 妊娠合并肾炎

E. 妊娠合并贫血

14. 30 岁孕妇，孕周 36 周，偶感头晕眼花，血色苍白，有剖宫产病史，血常规示 Hb60 g/L，血细胞比容小于 0. 30，该孕妇最佳处理原则(　　)

A. 住院治疗

B. 口服补血药物

C. 住院治疗，多次少量输血

D. 补充叶酸

E. 大量输血

三、A3/A4 **型题**

(1 ~3 题共用题干)

某女，34 岁。初孕，孕 16 周发现心慌、气短，经查心功能Ⅱ级。经过增加产前检查次数，严密监测孕期经过等，目前孕 37 周，自然临产。

1. 该孕妇在分娩期应注意的问题中，描述错误的是(　　)

A. 常规吸氧

B. 胎盘娩出后，腹部放置 5 kg 沙袋

C. 采取产钳助产

D. 注意补充营养

E. 注意保暖

2. 该产妇的卧位最好是(　　)

A. 平卧位

B. 右侧卧位

C. 左侧卧位

D. 半卧位

E. 随意卧位

3. 该产妇的产褥期护理，正确的是(　　)

A. 为避免菌群失调，不得使用抗生素

B. 产后不会发生心衰

C. 为了早期母子感情的建立，不要让别人帮忙

D. 积极下床活动，防止便秘

E. 住院观察 1 周

（4 ~6 题共用题干）

王女士，25 岁，患先天性心脏病，心功能Ⅱ级，现妊娠足月入院待产。

4. 对于王女士的护理，下列哪项是错误的(　　)

A. 缩短第二产程

B. 胎儿娩出后立即腹部压沙袋

C. 制定防止便秘的护理措施

D. 其婴儿应人工喂养

E. 嘱王女士产褥期注意休息

5. 王女士心脏负担最重的时期是在(　　)

A. 孕 12 周内

B. 孕 13 ~28 周

C. 孕 36 周后

D. 第二产程

E. 产后 72 小时后的每次哺乳时

6. 王女士产后 24 小时内护理措施合适的是(　　)

A. 协助产妇室内活动

B. 嘱产妇绝对卧床休息

C. 给新生儿按需哺乳

D. 教产妇学习护理新生儿

E. 鼓励产妇自我护理

（7 ~8 题共用题干）

某初产妇，28 岁，患先天性心脏病，心功能Ⅲ级，现妊娠 37 周临产入院。

7. 对此产妇的护理中，哪项正确(　　)

A. 等待自然分娩

B. 做好剖宫产准备

C. 宫口开全后产钳助产

D. 静滴缩宫素

E. 以上都不对

8. 此产妇术后护理错误的是(　)

A. 遵医嘱用药

B. 保证充分休息

C. 给新生儿按需哺乳

D. 指导合理饮食

E. 以上都对

（9 ~12 题共用题干）

32 岁患者，停经 30 周，稍微活动后出现心悸、胸闷等不适，休息后无明显好转，夜间有阵发性呼吸困难，检查：心率 120 次/分，呼吸 24 次/分，肺底部可闻及少许湿啰音，预测胎儿约 2 kg，无宫缩，胎心音正常，阴道无异常分泌物，患者既往有先心病史。

9. 考虑该患者的疾病是(　　)
A. 妊娠合并贫血
B. 妊娠合并病毒性肝炎
C. 妊娠合并糖尿病
D. 妊娠合并肾炎
E. 妊娠合并心脏病
10. 该患者心功能分级为(　　)
A. 心功能Ⅰ级
B. 心功能Ⅱ级
C. 心功能Ⅲ级
D. 心功能Ⅳ级
E. 心功能正常
11. 急性心衰的处理措施中不包括(　　)
A. 坐位
B. 吸氧
C. 镇静剂
D. 洋地黄类药物
E. 降糖药
12. 该患者的处理原则不包括(　　)
A. 控制心衰
B. 剖宫产术
C. 胎儿娩出后放置沙袋　D. 控制输液速度
E. 阴道分娩

**【参考答案】**

一、A1 型题

1. C　2. D　3. C　4. D　5. A　6. C　7. C　8. B　9. E　10. E　11. D　12. B　13. C　14. C　15. E　16. E　17. A　18. D　19. C　20. A　21. C　22. A　23. A　24. C　25. D

二、A2 型题

1. A　2. E　3. A　4. D　5. C　6. D　7. C　8. B　9. C　10. A　11. A　12. C　13. E　14. C

三、A3/A4 型题

1. B　2. D　3. E　4. D　5. D　6. B　7. B　8. C　9. E　10. D　11. E　12. E

（刘　丹）

# 第9章 异常分娩妇女的护理

**【思考题】**

一、A1 型题

1. 决定分娩顺利与否的主要因素不包括(　　)
A. 产力
B. 产道
C. 胎儿
D. 身高
E. 精神因素

2. 初产妇活跃期延长是指活跃期超过(　　)
A. 4 小时
B. 6 小时
C. 8 小时
D. 10 小时
E. 12 小时

3. 滞产是指总产程超过(　　)
A. 10 小时
B. 12 小时
C. 16 小时
D. 20 小时
E. 24 小时

4. 协调性宫缩乏力对产妇的影响不包括(　　)
A. 产妇疲劳
B. 产伤
C. 产后出血
D. 贫血
E. 产后感染

5. 常见的异常骨盆不包括(　　)
A. 正常女性骨盆
B. 扁平骨盆
C. 漏斗型骨盆
D. 均小骨盆
E. 骨软化骨盆

6. 骨盆出口平面狭窄不包括(　　)
A. 坐骨结节间径 <8 cm

B. 耻骨弓 <90°
C. 坐骨结节间径与出口后矢状径之和 <15 cm
D. 骶尾关节活动好
E. 骶尾关节固定
7. 软产道不包括(　　)
A. 子宫
B. 子宫下段
C. 阴道
D. 宫颈
E. 外阴
8. 胎位异常不包括(　　)
A. 臀先露
B. 肩先露
C. 复合先露
D. 左枕前
E. 左枕后
9. 臀先露纠正胎方位的孕周是(　　)
A. 孕 28 周后
B. 孕 30 周后
C. 孕 32 周后
D. 孕 34 周后
E. 孕 36 周后
10. 骨盆入口狭窄主要是指(　　)
A. 坐骨棘间径 <10 cm
B. 髂棘间径为 <23 cm
C. 骶耻外径 < 17.5 cm
D. X 线或超声测量入口前后径 >10 cm
E. 坐骨结节间径 < 8 cm
11. 持续性枕后位的形成，描述正确的是(　　)
A. 胎头以枕横径入盆，在下降过程中保持不变
B. 阴道检查大囟门在骨盆的后方
C. 胎头矢状缝与骨盆的横径一致
D. 产程后期胎儿枕部位于后方，不能旋转至母体骨盆前方
E. 可导致第二产程缩短
12. 枕横位的护理正确的是(　　)
A. 嘱产妇朝胎肢方向侧卧，有利胎头前转
B. 宫口未开全，嘱产妇向下用力
C. 协助医生多进行阴道检查
D. 可以多次的进行手转胎头

E. 以上均错

13. 对胎儿预后最不利的臀先露是(　)

A. 腿直臀先露

B. 混合臀先露

C. 单足先露

D. 单膝先露

E. 双足先露

14. 有关骨产道狭窄，正确的是(　)

A. 胎头低于耻骨联合平面的为跨耻征阴性，显示骨盆入口狭窄

B. 骨盆入口狭窄是引起持续性枕横位的原因

C. 骨盆出口横径 + 后矢状径小于 15 cm 可以试产

D. 身高低于 150 cm，孕晚期悬垂腹、胎位异常，则应注意骨盆是否异常

E. 骨产道狭窄可引起产程缩短

15. 出现病理缩腹环最常见的情况是(　)

A. 胎儿畸形

B. 子宫收缩乏力

C. 头盆不称

D. 臀位

E. 枕后位

16. 使用缩宫素的禁忌证应除外(　)

A. 胎儿窘迫

B. 宫缩乏力

C. 巨大儿

D. 胎儿脑积水

E. 胎位异常

17. 关于协调性子宫收缩乏力，正确的是(　)

A. 子宫收缩极性倒置

B. 易发生胎儿窘迫

C. 不宜静脉滴注缩宫素

D. 产程延长

E. 对称性消失

18. 协调性子宫收缩乏力的临床表现应除外(　)

A. 有节律性

B. 有间歇性

C. 有对称性

D. 子宫下段收缩比宫底强

E. 宫缩达到高峰时子宫也不硬

19. 关于急产可能造成的后果，不正确的是(　)

A. 会阴、阴道裂伤

B. 软产道组织受压缺血、坏死
C. 子宫颈裂伤
D. 新生儿颅内出血
E. 产褥感染
20. 下列各种类型的子宫收缩乏力，正确的是(　　)
A. 第二产程延长是指初产妇宫口开全后，宫缩力弱，超过 1 小时尚未分娩
B. 继发宫缩乏力常见于头盆不称、中骨盆狭窄、持续性枕横位
C. 活跃期停滞是指宫口开大 3 ~5 cm 后，宫缩力弱，宫口不继续扩张
D. 潜伏期延长是宫口开大 2 ~3 cm 到 7 ~8 cm 的时间延长，宫缩弱
E. 导致产程缩短
21. 下列哪项不是子宫收缩乏力所致(　　)
A. 产后出血
B. 产程延长
C. 胎盘滞留
D. 胎盘早剥
E. 第二产程停滞
22. 下列诊断漏斗骨盆的标志应除外(　　)
A. 坐骨棘间径小于 10 cm
B. 坐骨结节间径小于 8 cm
C. 耻骨弓角度小于 90°
D. 骶耻外径小于 18 cm
E. 坐骨结节间径与出口后矢状径之和小于 15 cm
23. 关于不协调性子宫收缩乏力，下列哪项正确(　　)
A. 比协调性子宫收缩乏力多见
B. 子宫收缩力弱而无力
C. 产妇多无不适感觉
D. 强镇静药疗效显著
E. 可导致产程缩短
24. 处理不协调性子宫收缩乏力的首选措施是(　　)
A. 肌注大剂量盐酸哌替啶
B. 行人工破膜
C. 静脉滴注缩宫素加强宫缩
D. 静脉补充能量
E. 观察病情
25. 初产妇第二产程延长是指第二产程超过(　　)
A. 1 小时
B. 1 小时 30 分钟
C. 2 小时
D. 3 小时

E. 4 小时

26. 确诊孕妇为单纯扁平骨盆时，小于正常值的骨盆径线是(　　)

A. 髂棘间径

B. 髂嵴间径

C. 骶耻外径

D. 坐骨结节间径

E. 坐骨棘间径

二、A2 型题

1. 分娩时出现宫缩乏力，行人工破膜加速产程进展适用于(　　)

A. 臀位，宫口开大 3 cm 以上

B. 横位，宫口开大 2 cm

C. 头先露，已衔接，宫口开大 4 cm

D. 头盆不称

E. 以上均不适用

2. 分娩中应用缩宫素中的注意事项，下列何项正确(　　)

A. 专人守护，严密观察宫缩及胎心音

B. 用药后宫缩越强效果越好

C. 可用于不协调宫缩

D. 如出现胎儿窘迫，只要调整缩宫素的量即可

E. 以上均不对

3. 初产妇，孕 39 周，宫口开全 2 小时频频用力，未见胎头拨露。检查：宫底部为臀，腹部前方可触及胎儿小部分，未触及胎头。肛查胎头已达棘下 2 cm，矢状缝与骨盆前后径一致，大囟门在前方，诊断为(　　)

A. 骨盆入口狭窄

B. 原发宫缩无力

C. 持续性枕后位

D. 持续性枕横位

E. 横位

4. 28 岁初孕妇，妊娠 39 周，主诉肋下有块状物。腹部检查：子宫呈纵椭圆形，胎先露部较软不规则，胎心在脐上偏左，应为哪种胎先露(　　)

A. 肩先露

B. 臀先露

C. 复合先露

D. 枕先露

E. 面先露

5. 23 岁初产妇，妊娠 38 周，阴道多量流血 3 小时。查血压 12/8 kPa，脉搏 110 次/分，贫血貌，无规则宫缩，臀先露，胎心 168 次/分。本例此时的处理应是(　　)

A. 期待疗法，输液输血

B. 行外倒转术

C. 肌注大剂量盐酸哌替啶

D. 输液输血，剖宫产术

E. 人工破膜后静滴缩宫素

6. 25 岁初孕妇，妊娠 38 周，胎头双顶径 9.2 cm，男型骨盆。临产后下列哪项不易发生(　)

A. 持续性横枕位

B. 持续性枕后位

C. 横位

D. 第一产程潜伏期延长

E. 第一产程活跃期停滞

7. 胎位正常、无头盆不称，协调性子宫收缩乏力足月妊娠临产，若静滴缩宫素增强宫缩，宜在 5% 葡萄糖 500 mL 中应加入缩宫素(　)

A. 2.5U

B. 10U

C. 15U

D. 20U

E. 30U

8. 30 岁初产妇，宫缩弱、胎心音正常、预测胎儿体重约 3 kg，活跃期延长，阴道检查：宫口开大 4 cm，先露 S－2，枕左后位，羊水清，骨盆外测量正常，该产妇宫缩乏力的原因是(　)

A. 产道异常

B. 精神因素

C. 子宫局部的因素

D. 胎位异常

E. 药物影响

9. 22 岁初产妇，于凌晨 1 时出现规则宫缩，产程进展顺利，于 6 时开始出现宫缩减弱，胎心音正常，最恰当的诊断是(　)

A. 原发性宫缩乏力

B. 继发性宫缩乏力

C. 潜伏期延长

D. 活跃期延长

E. 胎儿窘迫

10. 22 岁初产妇，于凌晨 1 时出现规则宫缩，产程进展顺利，于 6 时开始出现宫缩减弱，胎心音正常，该产妇的处理不合适的是(　)

A. 精神安慰

B. 阴道检查

C. 人工破膜

D. 加强宫缩

E. 立即剖宫产

11.21 岁初产妇，于 14:00 出现规则宫缩，胎心音正常，产程进展顺利，于 20:00 产妇宫缩时很痛苦，烦躁不安，宫缩减弱，查宫缩间隔及持续时间不一，宫口未进一步扩张，该产妇的最恰当诊断为(　　)

A. 协调性宫缩乏力

B. 原发性宫缩乏力

C. 继发性宫缩乏力

D. 不协调性宫缩乏力

E. 先兆子宫破裂

12. 轻度头盆不称试产的护理要点不包括(　　)

A. 注意休息、饮食

B. 少肛查

C. 灌肠

D. 严观产程进展

E. 注意胎心音变化

13. 臀先露对胎儿的影响不恰当的是(　　)

A. 胎膜早破

B. 脐带脱垂

C. 易发生新生儿窒息

D. 易发生新生儿感染

E. 易发生新生儿产伤

14.30 岁经产妇，第一胎足月平产，现停经 39 周已临产，宫缩规则，预测胎儿体重约 3 kg，胎方位为 LSA，胎心音正常，阴检：宫口开大 4 cm，先露为胎臀，该产妇的处理原则不恰当的是(　　)

A. 堵臀

B. 勤听胎心音

C. 阴道分娩

D. 立即剖宫产

E. 臀位助产术

15. 臀先露剖宫产的指征不包括(　　)

A. 狭窄骨盆

B. 胎儿体重大于 3500 g

C. 胎儿体重大于 3000 g

D. 妊娠合并症

E. 有难产史

三、A3/A4 型题

(1 ~2 题共用题干)

25 岁初产妇，妊娠 40 周，阵发性腹痛 10 小时，宫缩 10 ~15 分钟 1 次，持续 30 ~35 秒，宫口开大 2 cm。

1. 上述临床表现的特点是(　　)

A. 子宫收缩节律性异常
B. 子宫收缩对称性异常
C. 子宫收缩极性异常
D. 子宫收缩力作用异常
E. 以上都是
2. 此时处理原则应是(　　)
A. 人工破膜
B. 肌注盐酸哌替啶 100 mg
C. 静脉滴注缩宫素
D. 肌注麦角新碱
E. 保守治疗，观察病情
(3～6 题共用题干)
25 岁初产妇，妊娠 40 周，规律宫缩 2 小时，枕左前位，胎心 140 次/分，骨盆外测量未见异常，B 超测胎头双顶径值为 9.8 cm，羊水平段 4 cm，NST 有反应型。
3. 此时最恰当的处置是(　　)
A. 行剖宫产术
B. 静脉滴注缩宫素
C. 缓慢静注缩宫素
D. 严密观察产程进展
E. 以上都正确
4. 经观察，潜伏期已达 16.5 小时，子宫收缩 5～10 分钟一次，持续 30 秒。产科检查：胎头已入盆，S+1，孕妇自述排尿困难，检查肠胀气。此时处理应是(　　)
A. 导尿并留置导尿管
B. 行剖宫术
C. 鼓励进食，静滴葡萄糖液内加维生素及静注地西泮
D. 静脉滴注缩宫素
E. 以上都正确
5. 经处理后宫缩正常，胎头下降 S+3，宫口开大 5 cm，此时最恰当处理应是(　　)
A. 人工破膜
B. 静脉滴注缩宫素
C. 让产妇用腹压
D. 温肥皂水灌肠
E. 以上都不对
6. 宫口开全 2 小时 20 分钟，宫缩减弱，肛查发现盆腔后部空虚。作阴道检查，胎头前囟在骨盆左前方，S+4。此时的处理方法应是(　　)
A. 行剖宫产术
B. 会阴侧切，徒手转正胎位，产钳助娩
C. 观察病情
D. 静脉滴注缩宫素加速产程进展，经阴道自娩

E. 吸氧，静注地西泮

（7 ~10 题共用题干）

22 岁初产妇，停经 38 周，阴道流水 2 小时入院，入院后出现规则宫缩，胎方位 LSA，胎先露未入盆，胎心音正常，预测胎儿体重约 3800g，阴检示：宫口开大 2 cm，S -3，胎膜已破，羊水清，骨盆外测量正常。

7. 该产妇的诊断为（　）

A. 胎膜早破\ 孕 1 产 0 宫内妊娠 38 周 LSA 活胎先兆临产

B. 胎膜早破\ 孕 1 产 0 宫内妊娠 38 周 LSA 活胎临产

C. 胎膜早破\ 孕 1 产 0 宫内妊娠 38 周 RSA 活胎先兆临产

D. 胎膜早破\ 孕 1 产 0 宫内妊娠 38 周 RSA 活胎临产

E. 胎膜早破\ 宫缩乏力

8. 该产妇分娩对母体的影响不包括（　）

A. 宫缩乏力

B. 产后出血

C. 产后感染

D. 持续性枕后位

E. 软产道裂伤

9. 对胎儿的影响不包括（　）

1. 早产

B. 脐带脱垂

C. 胎儿窒息

D. 头皮感染

E. 臂神经损伤

10. 该产妇的分娩方式（　）

A. 阴道分娩

B. 臀位自然分娩

C. 臀位助产

D. 臀牵引术

E. 剖宫产

（11 ~15 题共用题干）

25 岁初产妇，停经 39 周，陈发性腹痛 5 小时入院。查：预测胎儿体重约 3000 g，宫缩 50 秒/3 ~4 分钟，胎方位 LOA，胎心音正常，阴检示：宫口开大 4 cm，S -1，胎膜已破，羊水清，小囟门在 5 点处，骨盆外测量正常。

11. 该产妇的诊断是（　）

A. 孕 1 产 0 宫内妊娠 39 周 LOA. 先兆临产

B. 孕 1 产 0 宫内妊娠 39 周 LOA 临产

C. 孕 1 产 0 宫内妊娠 39 周 LOP 先兆临产

D. 孕 1 产 0 宫内妊娠 39 周 LOP 临产

E. 孕 1 产 0 宫内妊娠 39 周活胎待产

12. 对该产妇不恰当的处理是(　　)

A. 试产

B. 严观产程进展

C. 注意胎心音变化

D. 立即剖宫产术

E. 促进胎方位改变

13. 该产妇的护理措施中不包括(　　)

A. 保证产妇充足的休息

B. 鼓励排空膀胱

C. 注意胎心音变化

D. 及早指导屏气用力

E. 促进胎方位改变

14. 该产妇经观察 2 小时后查：宫缩正常，胎心音正常，阴检示：宫口开大 4 cm，S－1，胎膜已破，羊水清，小囟门在 5 点处，考虑诊断(　　)

A. 持续性左枕后位

B. 持续性右枕后位

C. 左枕前位

D. 右枕前位

E. 持续性枕后位

15. 该产妇观察 2 小时后查：宫缩正常，胎心音正常，阴检示：宫口开大 4 cm，S－1，胎膜已破，羊水清，小囟门在 5 点处，最适合的处理(　　)

A. 继续试产

B. 加强宫缩

C. 剖宫产

D. 产妇充分休息

E. 阴道助产

**【参考答案】**

一、A1 型题

1. D　2. C　3. E　4. D　5. A　6. D　7. A　8. D　9. B　10. C　11. D　12. A　13. C　14. D　15. C　16. B　17. D　18. D　19. B　20. B　21. D　22. D　23. D　24. A　25. C　26. C

二、A2 型题

1. C　2. A　3. C　4. B　5. D　6. C　7. A　8. D　9. B　10. E　11. D　12. C　13. D　14. D　15. C

三、A3/A4 型题

1. D　2. C　3. D　4. C　5. A　6. B　7. B　8. D　9. D　10. E　11. D　12. D　13. D　14. A　15. C

（刘　丹）

# 第 10 章　分娩期并发症妇女的护理

【思考题】

一、A1 型题

1. 关于胎膜早破患者阴道流液的 pH 说法正确的是(　　)

A. pH 7.0 ~7.5

B. pH 4.5 ~5.5

C. pH 5.5 ~6.5

D. pH 3.5 ~4.5

E. pH <3

2. 胎膜早破是指(　　)

A. 胎膜在临产前自然破裂

B. 胎膜在潜伏期破裂

C. 胎膜破裂发生在活跃期

D. 胎膜破裂发生在第一产程末

E. 胎膜破裂发生在第二产程末

3. 胎膜早破患者宜采取的体位是(　　)

A. 左侧卧位

B. 头低臀高位

C. 胸膝卧位

D. 右侧卧位

E. 膀胱截石位

4. 头盆不称时引起子宫破裂的原因是(　　)

A. 宫缩剂使用不当

B. 胎先露下降受阻

C. 尿潴留

D. 子宫损伤

E. 子宫本身病变

5. 关于胎膜早破的护理措施，错误的是(　　)

A. 对胎先露部未衔接者应绝对卧床休息，注意抬高臀部

B. 定时观察羊水性状、颜色、气味等

C. 保持外阴清洁，每天用 1‰苯扎溴铵(新洁尔灭)棉球擦洗会阴部 2 次

D. 一般于胎膜破裂后 24 小时予以抗生素预防感染

E. 密切观察胎心率的变化

6. 下列胎方位中最易引起子宫破裂的是(　　)

A. 横位

B. 持续性枕横位
C. 臀位
D. 持续性枕后位
E. 右枕前位
7. 引起产后出血最常见的原因是(　　)
A. 软产道撕裂
B. 胎盘剥离不全
C. 胎盘植入
D. 子宫收缩乏力
E. 凝血功能障碍
8. 下列不是羊水栓塞的好发因素的是(　　)
A. 子宫收缩乏力
B. 急产
C. 子宫破裂
D. 前置胎盘
E. 多产妇
9. 产后出血是指(　　)
A. 产褥期阴道流血 500 mL 以上
B. 胎盘娩出后 24 h 内，阴道流血量达 500 mL 以上
C. 胎儿娩出后 24 h 内，阴道流血量达 500 mL 以上
D. 临产后到胎盘娩出，阴道流血量达 500 mL 以上
E. 产后 10 天内阴道流血达 500 mL 以上
10. 关于胎膜早破病因的说法正确的是(　　)
A. 创伤
B. 宫颈内口松弛
C. 下生殖道感染
D. 羊膜腔内压力升高
E. 以上均正确
11. 下列不属于引起产后出血的原因是(　　)
A. 子宫收缩乏力
B. 胎膜早破
C. 胎盘剥离不全
D. 软产道撕裂
E. 植入性胎盘
12. 关于产后出血的预防，正确的是(　　)
A. 胎头娩出后，在宫缩间歇期协助娩出胎体
B. 胎儿娩出前肌内注射缩宫素
C. 双胎妊娠在第一胎肩部娩出后肌内注射缩宫素
D. 胎儿娩出后，立即徒手取胎盘

E. 已有宫缩乏力者，于胎肩娩出后，立即肌内注射缩宫素

13. 下述不属于产后出血的处理原则是( )

A. 制止出血

B. 针对病因的处理

C. 抗休克治疗

D. 抗过敏治疗

E. 预防感染

14. 关于宫缩乏力性产后出血的处理，首选的是( )

A. 按摩子宫

B. 压迫腹主动脉

C. 阴道填塞纱条压迫止血

D. 结扎子宫动脉

E. 按摩子宫并注射宫缩剂

15. 胎膜早破对母儿的影响不包括( )

A. 胎盘早剥

B. 产后出血

C. 脐带脱垂

D. 急产

E. 羊膜腔内感染

16. 关于完全性子宫破裂的描述，正确的是( )

A. 子宫底迅速上升

B. 阴道大量流血

C. 宫缩增强，出现病理性缩复环

D. 全腹压痛，反跳痛明显

E. 子宫破裂后腹部扪不到胎体，听不到胎心

17. 导致我国孕产妇死亡的首位原因是( )

A. 前置胎盘

B. 子痫前期

C. 产后出血

D. 羊水栓塞

E. 产褥感染

18. 下列关于羊水栓塞死亡说法，不正确的是( )

A. 羊水栓塞发病突然，产妇可能尖叫一声后迅速死亡

B. 羊水栓塞短期会出现血液不凝，出血不止

C. 羊水栓塞患者后期会出现肾衰竭及多器官衰竭

D. 所有羊水栓塞患者病情都会按照急性休克期、出血期和肾衰竭期的顺序发展

E. 羊水栓塞患者可以迅速出现循环衰竭、休克及昏迷，甚至死亡

19. 羊水栓塞确诊需要( )

A. 患者有典型临床表现

B. 腔静脉取血查羊水有形物质并 DIC 各项试验阳性
C. 患者产后血液不凝，符合 DIC
D. 患者胸片提示双肺弥漫性点片浸润阴影，沿肺门分布
E. 患者心电图提示右侧心房增大
20. 羊水栓塞的预防不包括( )
A. 人工破膜应在宫缩间期
B. 人工破膜时应让羊水缓慢流出
C. 严密观察产程，正确使用缩宫素
D. 剖宫产时尽量吸净羊水再娩出胎儿
E. 死胎引产时宫缩过强，有利于缩短产程，减少羊水栓塞
21. 羊水栓塞最早出现的症状是( )
A. 急性左心衰竭
B. 急性肾衰竭
C. 凝血功能障碍
D. 急性呼吸衰竭
E. 过敏性休克
22. 关于胎盘因素引起的产后出血，不包括( )
A. 胎盘胎膜残留
B. 胎盘植入
C. 胎盘嵌顿
D. 胎盘剥离不全
E. 胎盘功能不全
23. 胎盘植入引起的产后出血，采取的处理原则是( )
A. 徒手剥离胎盘
B. 子宫次全切除术
C. 用刮匙刮取残留组织
D. 牵拉脐带，按压宫底协助胎盘排出
E. 麻醉后取出胎盘
24. 产妇发生羊水栓塞时，首要的护理问题是( )
A. 组织灌流量不足
B. 恐惧
C. 气体交换受损
D. 知识缺乏
E. 潜在并发症：DIC
25. 下列引起产后出血的原因，哪项首先考虑以切除子宫止血( )
A. 宫缩乏力
B. 胎盘植入
C. 胎盘粘连
D. 胎盘嵌顿

E. 凝血功能障碍

26. 关于子宫病理性缩复环的描述，不正确的是(　　)

A. 是先兆子宫破裂的征象

B. 多见于产道有梗阻时

C. 常伴有血尿

D. 环痕之上压痛明显

E. 必须立即剖宫产，以免发生子宫破裂

27. 与宫缩乏力所致产后出血无关的因素是(　　)

A. 双胎妊娠

B. 羊水过多

C. 产程延长

D. 脐带过短

E. 巨大儿

二、A2 型题

1. 患者，女，23 岁，孕 36 周，阴道流水 1 小时入院。检查：无宫缩，胎心 130 次/分，先露头，未入盆，阴道流液为碱性，考虑胎膜早破。以下护理措施不正确的是(　　)

A. 嘱患者绝对卧床休息，取头低臀高位

B. 观察胎心音的变化

C. 保持外阴清洁，每天擦洗会阴 2 次

D. 注意观察羊水的颜色、性状等

E. 胎膜破裂后 14 小时即给抗生素预防感染

2. 30 岁，经产妇，经阴道分娩一 4200 g 女婴，胎盘娩出后阴道持续性出血，色暗红，有血块，时多时少，首先考虑何种原因导致的产后出血(　　)

A. 羊水栓塞

B. 凝血功能障碍

C. 软产道裂伤

D. 胎盘残留

E. 子宫收缩乏力

3. 某孕妇，妊娠 32 周，因“胎膜早破”14 小时入院，检查发现胎心正常，无腹痛。下列处理措施错误的是(　　)

A. 给予抗生素

B. 严密观察孕妇生命体征

C. 无需使用抗生素

D. 监测胎儿宫内安危

E. 监测白细胞计数

4. 一产妇急产分娩一男活婴，分娩后 5 min，突然出现烦躁不安、呛咳、呼吸困难、寒战、发绀，首先应考虑为下列何种疾病(　　)

A. 子痫前期(重度)

B. 羊水栓塞

C. 急性肾衰竭

D. 癫痫

E. 产后感染

5. 产妇，28 岁，自然分娩一女婴，产后 3 小时出血约 800 mL。为处理产后出血，使用宫腔堵塞纱布的情形是(　　)

A. 软产道裂伤

B. 胎盘因素导致的产后出血

C. 凝血功能障碍

D. 子宫全部松弛无力，缺乏输血条件，病情危急时

E. 按摩子宫无效

6. 李女士，27 岁，第一胎足月分娩，胎盘 30 分钟未娩出。检查子宫下段有一狭窄环，胎盘嵌顿于宫腔内，此时应采取的适宜处理方法是(　　)

A. 牵拉脐带，协助胎盘娩出

B. 徒手伸入宫腔剥离胎盘

C. 用刮匙取出残留胎盘

D. 按压宫底，协助胎盘娩出

E. 使用麻醉药后，用手取出胎盘

7. 患者，女，宫内妊娠 40 周，G1P0，宫缩强，胎儿在宫缩期迅速娩出，体重 4300 g，总产程为 3 小时 40 分钟。产后有较多的持续性阴道流血，色鲜红，能凝固，其出血原因最可能是(　　)

A. 胎盘剥离不全

B. 胎盘植入

C. 宫缩乏力

D. 凝血功能障碍

E. 软产道损伤

8. 某 28 岁初产妇，妊娠足月分娩，胎盘娩出后，阴道流血多，子宫软，按摩子宫后变硬，流血停止，此阴道流血的原因可能是(　　)

A. 子宫收缩乏力

B. 软产道损伤

C. 凝血功能

D. 胎盘残留

E. 子宫复旧不全

9. 初产妇，25 岁，足月妊娠，有规律宫缩 1 小时来诊，当时宫口扩张 4 cm。因宫缩很强，宫口迅速开全，产妇屏气用力后，胎儿顺利娩出，当即有鲜血流出，5 分钟后胎盘自然娩出。检查胎盘完整，子宫收缩良好，但仍有持续性阴道出血(鲜红色伴有血块)达 400 mL，会阴无裂伤。最可能的出血原因为(　　)

A. 子宫收缩乏力出血

B. 羊水栓塞

C. 胎膜残留

D. 宫颈裂伤

E. 凝血功能障碍

10. 初产妇，35 岁，因第二产程延长行会阴侧切及产钳术助产，产后检查：宫底脐下 2 指，血压 110/70 mmHg。回休养室 1 小时后产妇感心悸、口渴、出冷汗、恶心和打哈欠。检查：阴道流血不多，宫底脐上 1 横指，软，血压 90/60 mmHg。首先应考虑(　)

A. 产后出血

B. 产后虚脱

C. 低血糖休克

D. 仰卧位低血压综合征

E. 羊水栓塞

11. 李女士，30 岁，孕 4 产 0，妊娠 38 周，自娩一女婴，重 3000g。胎儿娩出后 30 分钟，胎盘尚未娩出，子宫轮廓清楚，阴道有间歇性出血约 400 mL 左右，色暗红。该产妇出血原因最可能的是(　)

A. 胎盘部分粘连

B. 胎盘粘连

C. 胎盘嵌顿

D. 完全性植入胎盘

E. 帆状胎盘

12. 初产妇，28 岁，妊娠 39 周，孕期检查未发现异常。现已临产，胎膜已破，宫缩强。产妇突然出现烦躁不安、寒战及呕吐、咳嗽、呼吸困难、发绀及休克症状，数分钟后死亡。其最可能的是(　)

A. 子痫

B. 子宫破裂

C. 羊水栓塞

D. 胎盘早期剥离

E. 前置胎盘

13. 28 岁，孕 3 产 1，孕 41 周，因臀位行臀牵引术，胎儿娩出后 5 分钟突发阴道多量出血约 400 mL，检查血压 100/60 mmHg，脉搏 100 次/分，宫底平脐，此时最适宜的处理是(　)

A. 静滴缩宫素

B. 检查软产道有无损伤

C. 人工剥离胎盘

D. 按摩子宫

E. 纱布填塞宫腔

14. 26 岁，孕 1 产 0，孕 29 周，胎动胎心消失 1 周入院，经人工破膜及缩宫素点滴娩出一死婴，即开始不断的阴道流血，经人工剥离胎盘及使用宫缩剂后仍无效果，出血不止，无凝血块。该产妇产后出血的原因可能是(　)

A. 子宫收缩乏力出血

B. 软产道损伤

C. 胎膜残留

D. 子宫破裂

E. 凝血功能障碍

三、A3/A4 **型题**

(1 ~2 题共用题干)

24 岁，初产妇，妊娠足月出现规律宫缩，1 小时后来院。由于宫缩过强，产妇进产房后，没有来得及消毒及保护会阴，胎儿急速娩出，重约 4000g。处理婴儿时，见产妇阴道有较多血流出，色鲜红。腹部检查：子宫收缩良好。

1. 采取哪项措施，可以预防产后出血？(　　)

A. 注意保护会阴

B. 胎儿娩出后肌注麦角新碱

C. 胎儿娩出后，迅速徒手取出胎盘

D. 胎肩娩出后，立即肌内注射缩宫素

E. 胎头娩出后，即可给予缩宫素

2. 协助胎盘娩出后，产妇仍阴道流血不止，检查胎盘不完整，首选的处理措施是(　　)

A. 按摩子宫，止血

B. 探查宫腔

C. 阴道内填塞纱条压迫止血

D. 监测生命体征，注意观察尿量

E. 按摩子宫，同时肌注缩宫素

(3 ~4 题共用题干)

孕 1 产 0，孕 40 周，头位。临产 18 小时，宫口开大 8 cm，有头盆不称，2 小时无进展，缩宫素静脉滴注后产程仍无进展，由基层转诊入上级医院，初步诊断为“子宫破裂”。

3. 体检中发现最可靠的诊断依据是(　　)

A. 产妇疼痛难忍，呼叫，烦躁不安

B. 可见阴道多量鲜血流出

C. 脐下病理性缩复环随宫缩上升

D. 子宫轮廓不清，胎体可清楚扪及

E. 胎动、胎心消失

4. 此时患者最适宜的处理方法是(　　)

A. 立即行阴道检查，确定破口部位及大小

B. 迅速阴道助产娩出死胎

C. 立即剖宫取胎，同时行子宫次全切除术

D. 剖宫取胎后，对剖口小、时间段、无感染者可行修补术

E. 输血输液观察

(5 ~7 题共用题干)

30 岁，孕 1 产 0，孕 39 周，因阴道见红，偶感腹坠入院，入院 2 天每天夜晚感腹坠明显，晨起后消失，但仍无规律宫缩。肛查骨盆正常，宫颈部分消失，宫口未开，先露 S－1.5，产妇感疲乏无力。

5. 此时应采取的最适宜的处理措施是(　　)
A. 静脉点滴缩宫素
B. 肌内注射杜冷丁
C. 剖宫产术
D. 人工破膜引产术
E. 等待自然分娩

6. 该产妇在静滴缩宫素加强宫缩过程中，突发剧烈腹痛，检查：脐耻间可见一凹陷，下腹拒按，胎心 110 次/分，阴道内诊：宫口开 8 cm，先露 S +1，LOA，导尿呈血性，此例应诊断为(　　)
A. 胎盘早剥
B. 先兆子宫破裂
C. 前置胎盘
D. 子宫破裂
E. 膀胱破裂

7. 此时应做的处理为(　　)
A. 加速缩宫素静脉点滴速度
B. 产钳助产
C. 给予杜冷丁后继续观察产程进展
D. 给予杜冷丁后立即剖宫产
E. 吸氧，静脉输入高张葡萄糖

(8 ~9 题共用题干)

某初产妇，妊娠 36 周，阴道持续流液 2 天，阴道检查触不到前羊水囊，液体不断从宫口流出，临床诊断为胎膜早破。

8. 此患者不可能出现的并发症是(　　)
A. 胎儿窘迫
B. 早产
C. 急产
D. 宫腔感染
E. 脐带脱垂

9. 下列方法中不可以预防该妇女胎膜早破发生的是(　　)
A. 妊娠最后 2 个月禁止性生活
B. 加强产前检查
C. 孕期活动适度
D. 积极灌肠预防便秘
E. 胎位异常应休息

(10 ~13 题共用题干)

初产妇，因第二产程延长，行胎头吸引助产分娩一女婴，重约 4200 g，胎儿娩出后阴道持续出血，色鲜红，有凝血块。

10. 产妇阴道出血的原因最可能的是(　　)

A. 子宫收缩乏力出血
B. 软产道损伤
C. 胎盘剥离不全
D. 子宫破裂
E. 凝血功能障碍

11. 此时最适宜的处理是(　　)
A. 注射麦角新碱
B. 注射缩宫素
C. 输血，输液
D. 开放静脉通道，手取胎盘，胎膜
E. 仔细检查软产道，有裂伤立即缝合

12. 产后 1 小时，患者再次出血，血压 70/30 mmHg，面色苍白，出冷汗，子宫轮廓不清，此时出血原因可能是(　　)
A. 胎盘剥离不全
B. 凝血功能障碍
C. 子宫收缩乏力出血
D. 子宫破裂
E. 软产道损伤

13. 为预防产后出血，下列不妥的是(　　)
A. 对具有高危因素的产妇，做好准备工作
B. 第一产程密切观察，避免产妇过度疲劳
C. 重视第二产程处理，指导产妇适时正确使用腹压
D. 第三产程准确收集出血量，并检查胎盘、胎膜是否完整
E. 胎盘娩出后，产妇继续留在产房观察半小时后转入病房休息

(14 ~ 16 题共用题干)

患者，女，妊娠 38 周，产前合并有妊娠高血压疾病，产后阴道持续出血，胎儿娩出后 24 小时出血量达 600 mL，检查子宫软，按摩后子宫变硬，阴道流血减少，该产妇诊断为“产后出血”。

14. 造成该产妇产后出血最可能的原因是(　　)
A. 子宫收缩乏力
B. 胎盘残留
C. 软产道损伤
D. 凝血功能障碍
E. 胎膜残留

15. 该产妇首选用药是(　　)
A. 麦角新碱
B. 硫酸镁
C. 酚磺乙胺
D. 维生素 K

E. 缩宫素

16. 用药时重点观察的是(　　)

A. 体温

B. 呼吸

C. 尿量

D. 膝腱反射

E. 宫底高度

**【参考答案】**

一、A1 型题

1. A　2. A　3. B　4. B　5. D　6. A　7. D　8. A　9. B　10. E　11. B　12. E　13. D　14. E　15. D　16. D　17. C　18. D　19. B　20. E　21. D　22. E　23. B　24. C　25. B　26. D　27. D

二、A2 型题

1. E　2. E　3. C　4. B　5. D　6. E　7. E　8. A　9. D　10. E　11. D　12. C　13. B　14. E

三、A3/A4 型题

1. A　2. B　3. D　4. D　5. A　6. B　7. D　8. C　9. D　10. B　11. E　12. C　13. E　14. A　15. E　16. E

（李海燕）

# 第 11 章　产后并发症患者的护理

【思考题】

一、A1 型题

1. 关于产褥感染的定义，下列哪项是正确的(　　)
A. 产褥期细菌侵入生殖道创面所致的炎性反应
B. 产褥期发热、尿痛及尿潴留
C. 产后 3 天咽痛发热
D. 产后 3 天发热，乳房胀痛，乳汁少
E. 分娩与产褥期生殖道创面受致病菌感染引起局部及全身的炎症变化

2. 关于产褥感染的来源，下列说法哪项是错误的(　　)
A. 阴道内致病菌如厌氧菌类
B. 阴道内大肠埃希菌
C. 孕晚期性交及盆浴带入的细菌
D. 产程延长、胎膜残留或产科手术引起
E. 产褥期乳腺炎及脓肿

3. 导致产褥病率最主要的原因是(　　)
A. 产褥感染
B. 泌尿系统感染
C. 乳腺炎
D. 风湿热
E. 上呼吸道感染

4. 关于产褥感染的处理原则，错误的是(　　)
A. 选用有效的抗生素
B. 纠正产妇全身一般情况
C. 半卧位利于引流
D. 临产后均使用抗生素
E. 治疗妊娠期的各种并发症，如贫血、慢性感染病灶等

5. 引起产褥感染的主要致病菌是(　　)
A. 白色葡萄球菌
B. 厌氧性链球菌
C. 溶血链球菌
D. 大肠埃希菌
E. 肺炎双球菌

6. 预防产褥感染的措施哪项不正确(　　)
A. 加强孕期宣教

B. 妊娠晚期避免盆浴与性交
C. 防止软产道损伤及产后出血
D. 破膜 24 h 仍不分娩应预防性用抗生素
E. 减少不必要的阴道检查或肛查
7. 产褥病率的定义是(　　)
A. 产后 24 h 后每 4 h 测体温一次，体温两次达到或超过 38℃
B. 产后 24 h 至 10 天内每 4 h 测体温一次，有连续两次达到或超过 38℃
C. 产后每 4 h 测体温一次，有两次体温达 38℃
D. 产后 10 天后每 4 h 量体温一次，有两次达到或超过 38℃
E. 产褥期内两次体温达到或超过 38℃
8. 下列哪项不是产褥感染的诱发因素(　　)
A. 经期性交
B. 孕期贫血及营养不良
C. 产后出血
D. 前置胎盘
E. 妊娠合并肝炎
9. 引起晚期产后出血最常见的原因是(　　)
A. 剖宫产术后子宫伤口裂开
B. 子宫复旧不全
C. 胎盘、胎膜残留
D. 子宫黏膜下肌瘤
E. 绒癌
10. 胎盘、胎膜残留引起的晚期产后出血常发生于(　　)
A. 产后 1 周内
B. 产后 10 天左右
C. 产后 2 周左右
D. 产后 2 ~3 周
E. 产后 4 周左右
11. 产褥感染中最常见的病理类型是(　　)
A. 急性输卵管炎
B. 急性盆腔结缔组织炎
C. 急性盆腔腹膜炎
D. 血栓性静脉炎
E. 急性子宫内膜炎
12. 下列不属于产褥病率的是(　　)
A. 急性膀胱炎
B. 高血压
C. 急性子宫内膜炎
D. 上呼吸道感染

E. 急性乳腺炎

二、A2 型题

1. 李某，足月产后 3 天，出现下腹痛，体温不高，恶露多，有臭味，子宫底脐上一指，子宫体软。考虑其最可能的是(　　)

A. 子宫内膜炎

B. 子宫肌炎

C. 盆腔结缔组织炎

D. 急性输卵管炎

E. 腹膜炎

2. 24 岁初孕妇，孕 39 周。胎膜早破 1 天入院，产程延长，产钳助产，产后出血 300 mL，产后第 3 天高热，体温 39.3℃，宫底平脐，左侧宫旁压痛明显，恶露血性浑浊有味，白细胞 $23 \times 10^9$/L，中性粒细胞 90%，下列处理不妥的是(　　)

A. 入院后臀下放置无菌垫，保持外阴清洁

B. 助产后仔细检查软产道

C. 了解产程进展，多次阴道检查

D. 预防产后出血

E. 产后使用广谱抗生素

3. 患者女性，产后 2 周出现弛张热，下腹疼痛并且压痛明显，下肢肿胀、疼痛，皮肤紧张，最可能的诊断是(　　)

A. 子宫肌炎

B. 血栓性静脉炎

C. 急性盆腔结缔组织炎

D. 急性盆腔腹膜炎

E. 产后关节炎

4. 初产妇，28 岁，发生晚期产后出血，下列不正确的处理是(　　)

A. 少量阴道流血，可给予抗生素、子宫收缩剂

B. 中等量阴道流血，可给予抗生素、子宫收缩剂，支持疗法

C. 剖宫产术后阴道流血，用刮匙取出宫腔残留组织

D. 剖宫产术后阴道流血量多，必要时应开腹探查

E. 剖宫产术后阴道流血量多，有时需切除子宫

5. 初产妇，足月妊娠分娩，因头盆不称行剖宫产术娩出一男婴。术后第 3 天突然发生多量阴道流血，其可能出血的原因除外(　　)

A. 子宫创口缝合不良

B. 胎盘附着面复旧不全

C. 凝血功能障碍

D. 胎盘残留

E. 子宫颈裂伤

6. 27 岁初产妇，孕 2 产 0。剖宫产后第 6 天，体温持续为 38℃ ~39℃，临床诊断产褥感染。下列最有价值的诊断依据是(　　)

A. 腹部伤口红肿
B. 乳腺肿胀，可扪及硬结
C. 咳嗽，咽红，扁桃体肿大
D. 尿频，尿急，右侧肾区叩击痛
E. 宫底脐下1横指有压痛，恶露浑浊，有臭味

三、A3/A4 型题

（1～2 题共用题干）

30岁，孕2产0，足月妊娠，胎膜早破，自然分娩后第4天，体温39℃，下腹痛，恶露血腥浑浊有臭味，宫底平脐，宫旁有压痛，白细胞15.8×$10^9$/L，中性粒细胞80%。

1. 该产妇最可能的是（　）
A. 急性宫颈炎
B. 急性子内膜炎及子宫肌炎
C. 急性输卵管炎
D. 急性盆腔结缔组织炎
E. 急性腹膜炎

2. 对于该产妇的处理原则，下列有误的是（　）
A. 选用有效的抗生素
B. 增强营养，改善全身状况
C. 禁用缩宫素，避免感染扩散
D. 胎盘残留者，控制感染后刮宫
E. 半卧位有利于引流

（3～4 题共用题干）

初产妇，28岁，产后4天，发热，畏寒，体温39.5℃，心肺未见异常，子宫底脐下二横指可触及，宫体轻压痛，恶露量多，浑浊，有臭味。

3. 该产妇最可能的是（　）
A. 急性子宫内膜炎
B. 产后呼吸道感染
C. 产后败血症
D. 急性输卵管炎
E. 产后血栓性静脉炎

4. 对于该产妇病情观察中下列错误的是（　）
A. 严密监测子宫的复旧情况
B. 监测恶露的颜色、气味、量
C. 监测白细胞尤其是中性粒细胞是否升高
D. 注意乳腺有无肿胀
E. 指导产妇取平卧位休息

【参考答案】

一、A1 型题

1. E　2. E　3. A　4. D　5. B　6. D　7. B　8. E　9. C　10. B　11. E　12. B

二、A2 型题

1. A　2. C　3. B　4. C　5. C　6. E

三、A3/A4 型题

1. B　2. C　3. A　4. E

（李海燕）

# 第12章　异常胎儿及新生儿的护理

【思考题】

一、A1 型题

1. 关于胎儿窘迫的病因不包括(　　)
A. 产程延长
B. 妊娠期高血压疾病
C. 胎膜早破
D. 脐带打结
E. 妊娠合并贫血

2. 急性胎儿窘迫的主要表现不包括(　　)
A. 胎心音改变
B. 胎动减少
C. 羊水污染
D. 代谢性碱中毒
E. 羊水减少

3. 护理评估时发现胎儿窘迫的最早表现是(　　)
A. 羊水胎粪污染
B. 胎动改变
C. 胎心改变
D. 羊水 pH 改变
E. 臀位时见羊水颜色改变

4. 下列关于急性胎儿窘迫的护理措施，错误的是(　　)
A. 做好新生儿抢救和复苏的准备
B. 产妇取平卧位休息
C. 间断吸氧
D. 严密监测胎心变化
E. 尽快终止妊娠

5. 抢救新生儿窒息的首选措施是(　　)
A. 吸氧
B. 人工呼吸
C. 清理呼吸道
D. 应用呼吸中枢兴奋剂
E. 胸外心脏按压

二、A2 型题

1. 胎儿宫内窘迫，娩出时见脐带绕颈一周，四肢青紫，呼吸不规则，心率 >100 次/分，

四肢屈曲，清理呼吸道时有呛咳，新生儿的 Apgar 评分为(　　)

A. 9 分

B. 8 分

C. 7 分

D. 6 分

E. 5 分

2. 李某，孕 24 周，诊断“过期妊娠”入院终止妊娠。胎心监测提示：胎儿窘迫。分析其原因可能是(　　)

A. 胎盘功能减退

B. 母亲心情焦虑

C. 子宫胎盘血运受阻

D. 胎头长期受压所致

E. 母体血氧含量不足

3. 王某，孕 40 周临产，因协调性宫缩乏力行产钳助产结束分娩。新生儿 1 分钟 Apgar 评分 3 分，经复苏后继续监护。下列对该新生儿复苏后的护理措施，不恰当的是(　　)

A. 置侧卧位

B. 继续给氧

C. 按常规给予沐浴

D. 静脉输液维持营养

E. 重点观察呼吸、心率、面色

4. 26 岁，孕 1 产 0，41 周妊娠，宫口开大 4 ~ 5 cm 时，胎心听诊 118 次/分，胎心监测示晚期减速，胎儿头皮血 pH 7.16，其正确的处理是(　　)

A. 面罩吸氧

B. 立即剖宫产

C. 静推葡萄糖、维生素 C

D. 产妇左侧卧位，等待自然分娩

E. 待宫口开全，阴道助产缩短第二产程

5. 患者平时月经正常，宫内妊娠 43 周，未临产，NST 2 次无反应，OCT 10 分钟内，出现晚期减速 2 次，1 周前(E/C)比值为 15，现仅 7，其正确的处理是(　　)

A. 缩宫素引产

B. 人工破膜

C. 立即剖宫产

D. 吸氧后继续观察

E. 服用雌激素 3 天后复查

6. 患者女性，宫内妊娠 41 + 周，胎动减少 3 天入院。查体：头位，先露固定，胎心音 140 次/分，无宫缩，B 超提示双顶径 9.4 cm。胎盘Ⅲ级，有钙化点，入院后测雌三醇为 8mg，应考虑为(　　)

A. 脐带受压

B. 胎头受压

C. 过期妊娠
D. 胎盘功能不全
E. 胎儿先天性畸形

三、A3/A4 型题

（1～2 题共用题干）

某产妇，因宫缩乏力，第二产程延长行会阴侧切及产钳术结束分娩，新生儿娩出后轻度窒息。

1. 首选的抢救措施是（　　）
A. 吸氧
B. 人工呼吸
C. 药物治疗
D. 心外按摩
E. 清理呼吸道

2. 经过抢救后该新生儿面色红润，哭声正常，以下护理中错误的是（　　）
A. 取平卧位
B. 保持呼吸道通畅
C. 遵医嘱使用止血药
D. 头颅血肿早期冷敷
E. 静脉输液维持营养

（3～5 题共用题干）

某孕妇，29 岁，孕 2 产 0，妊娠合并心脏病，孕 35 周出现"胎儿窘迫"入院。

3. 其"胎儿窘迫"的原因可能是（　　）
A. 胎儿畸形
B. 脐带血运受阻
C. 胎盘功能减退
D. 母体血氧含量不足
E. 胎儿先天性心脏病

4. 该孕妇住院治疗 1 周后回家，护士教会其自我监测胎儿宫内安危的方法是（　　）
A. 胎动计数
B. 咨询医生
C. 让家属听诊胎心音
D. 记录每天的出入水量
E. 分析胎儿电子监护的图形

5. 若该孕妇某天自测胎动计数为 9 次/12 小时，排除药物因素的影响，最可能的原因是（　　）
A. 胎位异常
B. 胎儿窘迫
C. 胎儿贫血
D. 胎儿发育不良

E. 胎儿有先天性心脏病

（6～7 题共用题干）

一新生儿出生后 1 分钟，护理评估时发现全身皮肤苍白，口唇青紫，心率 <80 次/分，呼吸表浅、不规则，肌张力松弛，喉反射消失。

6. 该新生儿 1 分钟的 Apgar 评分判断为(　　)

A. 轻度窒息

B. 缺氧

C. 重度窒息

D. 呼吸衰竭

E. 死亡

7. 首先对该新生儿采取的护理措施是(　　)

A. 改善缺氧

B. 清理呼吸道

C. 预防感染

D. 复苏后护理

E. 药物治疗

**【参考答案】**

一、A1 型题

1. C　2. D　3. C　4. B　5. C

二、A2 型题

1. C　2. A　3. C　4. B　5. C　6. D

三、A3/A4 型题

1. E　2. A　3. D　4. A　5. B　6. C　7. B

（李海燕）

# 第13章 妇科病史及检查的配合

【思考题】

一、A1 型题

1. 下列关于妇科检查前的注意事项，错误的是(　)

A. 检查前嘱病人排空膀胱

B. 臀垫及检查器具应每人次更换

C. 协助病人取膀胱截石位

D. 未婚者仅限于行三合诊

E. 男医生进行妇科检查，要有其他医护人员在场

2. 以下疾病对应的检查方法，错误的是(　)

A. 不孕症 - 输卵管碘油造影

B. 宫颈糜烂 - 宫颈刮片

C. 宫颈癌 - 宫颈黏液检查

D. 功血 - 基础体温测定

E. 子宫内膜癌—诊断性刮宫

3. 妇科检查床的臀垫更换应(　)

A. 按人

B. 每天

C. 隔天

D. 每周

E. 必要时

4. 关于妇科患者常见临床症状不包括(　)

A. 阴道流血

B. 白带异常

C. 下腹包块

D. 下腹痛

E. 外阴瘙痒

5. 在妇科常用特殊检查中，最常用的防癌普查方法是(　)

A. 双合诊检查

B. 阴道分泌物悬滴检查

C. B 超

D. 阴道镜检查

E. 宫颈刮片细胞学检查

6. 妇科检查常用的体位是(　)

A. 头低臀高位
B. 膀胱截石位
C. 平卧位
D. 膝胸卧位
E. 自由体位
7. 疑诊输卵管妊娠破裂，首选的辅助检查是(　　)
A. 阴道后穹隆穿刺
B. 腹腔镜检查
C. B 型超声检查
D. 阴道镜检查
E. 诊断性刮宫
8. 有关三合诊检查的陈述，正确的是(　　)
A. 是一种常规妇科检查方法
B. 用于盆腔检查不满意的病人
C. 是未婚妇女检查盆腔的方法
D. 可以摸清后倾、后屈位子宫情况
E. 可以清楚了解盆腔前壁的情况
9. 下列哪项不属于阴道窥器检查的内容(　　)
A. 阴道壁黏膜的情况
B. 阴道分泌物的量和性状
C. 宫颈情况
D. 子宫情况
E. 可取白带检查
10. 拟作宫颈刮片或阴道分泌物涂片细胞学检查时，可用的润滑剂是(　　)
A. 肥皂水
B. 石蜡油
C. 生理盐水
D. 乙醇
E. 苯扎溴铵溶液
11. 目前诊断子宫内膜癌最佳的方法是(　　)
A. 妇科检查
B. B 超
C. 诊断性刮宫
D. 腹腔镜检查
E. 子宫输卵管碘油造影
12. 末次月经缩写为(　　)
A. PMP

B. CMP

C. LMP

D. PML

E. LOP

13. 不孕症患者行输卵管通液术及子宫输卵管碘油造影宜选择在(　　)

A. 月经来潮前 14 天进行

B. 月经来潮 12 小时内进行

C. 月经干净当天进行

D. 月经干净后 3 ~7 天进行

E. 月经的任何时候进行

14. 下列哪项检查不能了解卵巢的功能(　　)

A. 宫颈黏液检查

B. 宫颈刮片检查

C. 诊断性刮宫

D. 基础体温测定

E. 激素测定

**二、A2 型题**

1. 36 岁妇女流产 2 次，无早产史，足月产 1 次，现有 1 女，其生育史可简写为(　　)

A. 1 -0 -2 -1

B. 1 -2 -0 -1

C. 2 -0 -1 -1

D. 1 -1 -0 -2

E. 0 -1 -2 -1

2. 30 岁妇女，月经紊乱半年余，遵医嘱连续 3 个月基础体温呈不规则水平线，无高温相，说明其卵巢(　　)

A. 有排卵

B. 无排卵

C. 有孕激素影响

D. 有雌孕激素双重影响

E. 有雄激素影响

3. 某女，18 岁，未婚，其月经不规则，周期、经期延长，量偏多。妇科 B 超检查未发现异常。为了解该患者月经不调的原因，护士建议其先做哪项检查(　　)

A. 腹腔镜

B. 基础体温测定

C. 激素测定

D. 诊刮

E. B 超

4. 60 岁妇女，因接触性出血 1 个月作宫颈活检。对该患者的护理配合有误的是(　　)

A. 指导患者于月经干净后 3 ~ 10 天检查

B. 若急性炎症，需治愈后再活检

C. 取组织后的创面用带尾线无菌棉球压迫止血

D. 多点取材活检，提高阳性率

E. 告知患者术后禁止盆浴及性生活 1 个月

5. 李女士妇科普查时，发现宫颈刮片细胞学检查巴氏Ⅲ级，为进一步确诊需检查的项目为(　　)

A. 连续重复宫颈刮片细胞学检查

B. 宫颈碘试验

C. 阴道镜检查

D. 阴道镜指导下宫颈活检

E. 宫颈锥形切除送病理检查

6. 黄女士，36 岁，阴道分泌物增多半年，近来出现血性白带，检查宫颈重度糜烂，触之易出血，子宫正常大小，附件( - )，为排除宫颈癌，首选的检查是(　　)

A. 阴道分泌物悬滴检查

B. 宫颈刮片细胞学检查

C. 宫颈碘试验

D. 宫颈活检

E. 宫腔镜检查

## 三、A3/A4 型题

(1 ~ 5 共用题干)

某女，25 岁，停经 45 天，阴道少量流血 3 天，色暗红，晨 6 时突然右下腹撕裂样痛，急诊入院。查体：面色苍白，血压 90/60 mmHg，下腹压痛，反跳痛，肌紧张，医生为明确诊断，准备行阴道后穹隆穿刺。

1. 护理配合中，护士准备阴道后穹隆穿刺用物，其中不包括(　　)

A. 阴道窥器

B. 宫颈钳

C. 活检钳

D. 10 mL 注射器

E. 无菌试管

2. 护士在穿刺过程中的护理配合，哪项不妥(　　)

A. 术前向患者介绍检查的目的

B. 术中注意观察患者生命体征

C. 术中为医生提供所需物品，不用观察患者

D. 术后观察患者有无脏器损伤或内出血

E. 及时将抽出物送病理检查

3. 阴道后穹隆穿刺抽出暗红色不凝固血液，最可能的诊断是( )
A. 急性阑尾炎
B. 黄体破裂
C. 先兆流产
D. 输卵管妊娠破裂
E. 急性盆腔炎
4. 护士配合医生此时最紧急的处理是( )
A. 输血输液
B. 纠正休克后再行手术
C. 给予升压药
D. 止血药物，卧床休息
E. 抗休克的同时准备剖腹探查术
5. 目前首要的护理措施是( )
A. 做好心理护理
B. 卧床休息
C. 介绍相关知识
D. 协助生活护理
E. 建立静脉通道
(6~8 共用题干)

66 岁老年妇女，绝经 8 年，出现阴道血性分泌物 1 个月。妇科检查发现宫颈外口轻度糜烂，触之易出血。

6. 门诊护士接诊患者时，下列哪项不正确( )
A. 热情接待患者，及时引导其就诊
B. 向患者解释诊疗的程序及目的
C. 告知患者行妇科检查前需憋尿
D. 检查用具及时更换
E. 缓解患者的心理压力
7. 为了排除宫颈癌，首先指导患者进行的检查是( )
A. 宫颈刮片
B. 宫颈黏液检查
C. 宫颈活检
D. 诊断性刮宫
E. 宫颈碘试验
8. 护士对该患者的健康教育不恰当的是( )
A. 普及防癌知识
B. 定期接受防癌检查
C. 发现妇科炎症，积极治疗

D. 注意多休息，减少体育锻炼

E. 发现异常及时就诊

**【参考答案】**

一、A1 型题

1. D　2. C　3. A　4. E　5. E　6. B　7. A　8. D　9. D　10. C　11. C　12. C　13. D　14. B

二、A2 型题

1. A　2. B　3. B　4. A　5. D　6. D

三、A3/A4 型题

1. C　2. C　3. D　4. E　5. E　6. C　7. C　8. D

（李海燕）

# 第 14 章　女性生殖系统炎症患者的护理

【思考题】

一、A1 型题

1. 下述哪项有利于增强生殖道局部防御功能(　)

A. 阴道维持碱性环境

B. 阴道黏膜平坦

C. 子宫颈内口松弛

D. 宫颈管分泌黏液不形成黏液栓

E. 子宫内膜周期性剥脱

2. 治疗前庭大腺囊肿简单而有效的方法是(　)

A. 高锰酸钾坐浴

B. 局部热敷

C. 针刺抽吸内容

D. 造口术

E. 囊肿摘除术

3. 外阴炎的错误护理方法是(　)

A. 为促进炎症尽快吸收，应给予高浓度的坐浴液

B. 坐浴液的水温一般在 40℃左右

C. 禁食辛辣刺激性食物

D. 严禁局部搔抓

E. 坐浴后外涂止痒消炎的软膏

4. 阴道灰黄色稀薄泡沫状分泌物见于(　)

A. 老年性阴道炎

B. 滴虫性阴道炎

C. 外阴阴道假丝酵母菌病

D. 慢性宫颈炎

E. 外阴炎

5. 关于阴道炎，下述哪项是正确的(　)

A. 妊娠后不易发生滴虫性阴道炎

B. 滴虫性阴道炎夫妻间不会相互传染

C. 绝经后雌激素水平降低易引起老年性阴道炎

D. 滴虫性阴道炎用灭滴灵治疗，足量用药，一次就可彻底治愈

E. 合并霉菌性阴道炎时为避免影响胎儿，局部不应该用药物治疗

6. 关于滴虫阴道炎的治疗，下列说法不正确的是(　)

A. 夫妇双方应同时治疗

B. 哺乳期不宜口服甲硝唑
C. 常用2% ~4%碳酸氢钠溶液冲洗阴道
D. 治疗后复查转阴，仍需治疗一个疗程
E. 局部治疗与全身治疗相结合
7. 未婚者患滴虫性阴道炎的最佳治疗方法为(　　)
A. 口服甲硝唑加酸性溶液坐浴
B. 甲硝唑放入阴道
C. 甲硝唑口服加阴道用药
D. 酸性溶液坐浴
E. 酸性溶液坐浴加阴道内用甲硝唑
8. 月经干净后复查滴虫性阴道炎其治愈的标准为(　　)
A. 复查滴虫为阴性
B. 连续2次复查滴虫为阴性
C. 连续3次复查滴虫为阴性
D. 连续4次复滴虫为阴性
E. 以上均不对
9. 阴道稠厚豆渣样分泌物见于(　　)
A. 老年性阴道炎
B. 滴虫性阴道炎
C. 外阴阴道假丝酵母菌病
D. 慢性宫颈炎
E. 外阴炎
10. 用于调整外阴阴道假丝酵母菌病阴道酸碱度的药液为(　　)
A. 0.5%醋酸
B. 1∶5000高锰酸钾溶液
C. 2% ~4%碳酸氢钠
D. 1%乳酸
E. 聚维酮碘液
11. 外阴阴道假丝酵母菌病诱发因素不包括(　　)
A. 糖尿病
B. 贫血
C. 长期应用抗生素
D. 大量使用雌激素
E. 妊娠
12. 关于老年性阴道炎下列哪项正确(　　)
A. 好发于更年期
B. 阴道皱襞可见较深溃疡
C. 常表现为黄水状白带
D. 局部用药前先用碱性液体灌洗

E. 应用雌激素可使此病加重

13. 关于老年性阴道炎错误的说法是(　　)

A. 阴道上皮变薄，糖原含量减少

B. 常为一般化脓性细菌的混合感染

C. 可用碱性溶液冲洗阴道

D. 可加用已烯雌酚局部治疗

E. 如有血性白带，需作防癌检查

14. 下列炎症中都有外阴瘙痒症状，但应除外(　　)

A. 外阴炎

B. 前庭大腺炎

C. 滴虫性阴道炎

D. 外阴阴道假丝酵母菌病

E. 老年性阴道炎

15. 慢性宫颈炎的护理诊断是(　　)

A. 组织灌注量不足

B. 活动无耐力

C. 组织完整性受损

D. 有窒息的危险

E. 功能障碍性悲哀

16. 慢性子宫颈炎的典型临床表现是(　　)

A. 外阴瘙痒

B. 白带增多

C. 外阴疼痛

D. 外阴灼热感

E. 宫腔积脓

17. 慢性宫颈炎最常见的病理变化是(　　)

A. 宫颈糜烂

B. 宫颈肥大

C. 宫颈息肉

D. 宫颈腺囊肿

E. 宫颈黏膜炎

18. 宫颈糜烂的分度是根据糜烂(　　)

A. 深度

B. 面积

C. 部位

D. 症状

E. 细胞学检查

19. 慢性宫颈炎出现腰骶部疼痛时说明(　　)

A. 乳头型糜烂

B. 颗粒型糜烂
C. 炎症扩散至盆腔
D. 宫颈息肉
E. 宫颈腺体囊肿形成

20. 慢性宫颈炎病人物理治疗术后，禁止性交和盆浴的时间是(　　)
A. 1 周
B. 2 周
C. 4 周
D. 2 个月
E. 4 个月

21. 慢性炎症刺激，增生的宫颈黏膜向宫口外突出形成(　　)
A. 子宫颈糜烂
B. 子宫颈息肉
C. 子宫颈肥大
D. 子宫颈腺体囊肿
E. 子宫颈管炎

22. 下列哪种情况不是慢性生殖器炎症病变(　　)
A. 输卵管积水
B. 输卵管卵巢囊肿
C. 卵巢巧克力囊肿
D. 慢性盆腔结缔组织炎
E. 慢性输卵管卵巢炎

**二、A2 型题**

1. 李某，62 岁，近半个月来外阴瘙痒，阴道流黄水样分泌物，有时带血，经检查排除恶性肿瘤，下列哪种可能性大(　　)
A. 滴虫性阴道炎
B. 老年性阴道炎
C. 宫颈糜烂
D. 宫颈息肉
E. 子宫内膜炎

2. 王女士因患滴虫性阴道炎，准备用自助冲洗器灌洗阴道，护士应告知她乳酸冲洗液的浓度为(　　)
A. 0.5%
B. 1.0%
C. 1.5%
D. 2.0%
E. 2.5%

3. 张云，29 岁，白带增多半年，近来出现性交后出血，妇科检查宫颈重度糜烂，附件未见异常，为排除宫颈癌，护士应建议她到医院首先作的检查项目是(　　)

A. 阴道分泌物悬滴检查

B. 宫颈活检

C. 宫颈碘试验

D. 宫颈刮片细胞学检查

E. 宫腔镜检查

4. 朱某，诉说在妇科普查时确诊“子宫颈Ⅱ糜烂”，护士应告知她疗效较好、疗程最短的治疗方法是(　　)

A. 宫颈上药

B. 阴道冲洗

C. 物理治疗

D. 手术治疗

E. 服用中药

5. 刘某，31 岁。继发不孕 5 年，月经后第 4 天突起高热、寒战，下腹痛，右侧明显，血压 110/80 mmHg，脉搏 120 次/分，体温 39℃，白细胞 $18\times10^9$/L，中性 80%，下腹轻压痛。妇查：宫颈稍大稍软，有压痛，双侧附件增厚，压痛，诊断为(　　)

A. 急性阑尾炎

B. 急性盆腔结缔组织炎

C. 急性盆腔腹膜炎

D. 急性子宫内膜炎

E. 以上均不是

6. 产妇王女士，产后 2 周出现弛张热，下腹疼痛并且压痛明显，下肢肿胀疼痛、皮肤紧张发白。最可能的诊断是( )

A. 子宫肌炎

B. 血栓性静脉炎

C. 急性盆腔结缔组织炎

D. 急性盆腔腹膜炎

E. 产后关节炎

7. 32 岁，外阴瘙痒伴分泌物多 4～5 天，妇科检查：阴道黏膜散在红色斑点，阴道内多量脓性泡沫状分泌物，有臭味。对此病人进行检查时，不正确操作是(　　)

A. 取分泌物前不能做双合诊

B. 取分泌物前先行碱性液体冲洗

C. 取分泌物行悬滴法检查

D. 可疑病人多次悬滴法阴性时做培养

E. 检查标本应注意保暖

8. 某女产后第 4 天，体温 38℃，子宫体轻压痛，恶露量多且臭。最可能的诊断是(　　)

A. 产后宫缩痛

B. 下肢血栓性静脉炎

C. 子宫内膜炎

D. 急性盆腔腹膜炎

E. 急性盆腔结缔组织炎

9. 某产妇，产后第 6 天发热达 40℃，恶露多而浑浊，有臭味，子宫复旧不佳，有压痛。下述哪一项护理不妥(　　)

A. 半卧位

B. 床边隔离

C. 物理降温

D. 抗炎治疗

E. 坐浴 1 ~2 次/天

10. 李女士，50 岁。白带增多，偶有接触性出血，检查结果为宫颈重度糜烂。以下治疗护理错误的是(　　)

A. 首先做宫颈刮片细胞学检查

B. 物理治疗效果好

C. 月经干净后 15 天可做电熨、激光治疗

D. 理疗、中西药及手术综合治疗

E. 术后 2 个月避免盆浴、性生活

三、A3/A4 **型题**

(1 ~3 题共用题干)

李某，自诉白带增多，外阴瘙痒伴灼热感 1 周。检查：阴道黏膜充血，有散在红色斑点，白带呈泡沫状、灰黄色、质稀薄、有腥臭味。

1. 此患者考虑诊断为(　　)

A. 细菌性阴道病

B. 假丝酵母菌阴道炎

C. 滴虫性阴道炎

D. 淋球菌阴道炎

E. 老年性阴道炎

2. 在本病的预防中，不正确的是(　　)

A. 消灭传染源，及时发现和治疗患者

B. 医疗单位注意消毒隔离，防止交叉感染

C. 应注意合理使用抗生素和雌激素

D. 被褥、内裤等要勤换，用开水烫或煮沸

E. 改善公共卫生设施，切断传染途径

3. 护士建议她治疗应首选(　　)

A. 局部用药即可达治愈

B. 全身及局部同时用药效果最佳

C. 使用碱性液冲洗阴道可提高疗效

D. 症状消失复查分泌物转阴即停药

E. 男方不易感染，无需用药治疗

(4 ~6 题共用题干)

郝女士，人工流产后出现下腹部疼痛，白带增多，伴寒战、高热，体温 39.8℃，下腹部

明显压痛，阴道内可见脓性有臭味的分泌物，后穹窿饱满触痛，宫颈抬举痛。护士判断：

4. 此患者最大的可能是( )

A. 流产不全

B. 子宫颈炎

C. 淋病

D. 急性盆腔炎

E. 慢性盆腔炎

5. 下列哪种护理诊断不成立( )

A. 体温过高

B. 焦虑

C. 失血

D. 疼痛

E. 活动无耐力

6. 护士不应采取的护理措施为( )

A. 遵医嘱给予高效抗生素

B. 进行物理降温

C. 配合医生切开排脓

D. 纠正水、电解质紊乱

E. 平卧位休息

(7~8 题共用题干)

某妇，33 岁。孕 1 产 1，第一次妊娠至今已 5 年，未采取任何避孕措施，现下腹痛，妇查：子宫体正常大小，双侧附件区压痛明显、增厚，可触及不规则片状物。

7. 此患者最可能的是( )

A. 继发不孕 + 附件炎

B. 绝对不孕 + 附件炎

C. 继发不孕

D. 原发不孕

E. 原发不孕 + 附件炎

8. 护士建议此患者的最佳治疗方案是( )

A. 人工周期

B. 宫颈扩张

C. 全身抗炎治疗 + 输卵管通液

D. 氯底酚胺

E. 手术治疗

(9~11 题共用题干)

某慢性宫颈炎病人，长期白带多，外阴不适感，有时伴腰酸痛。曾经多方治疗效果不明显，病人对治疗缺乏信心，精神负担较重。检查发现宫颈糜烂面积占宫颈面积的 2 / 3 以上。

9. 该患者应诊断为( )

A. 轻度糜烂
B. 中度糜烂
C. 重度糜烂
D. 宫颈息肉
E. 宫颈肥大
10. 该患者的护理诊断是(　　)
A. 组织完整性受损
B. 焦虑
C. 慢性疼痛
D. 潜在并发症：恶变
E. 以上都是
11. 告诉该患者下列哪种治疗方案最好(　　)
A. 药物治疗
B. 物理治疗
C. 手术治疗
D. 阴道冲洗
E. 以上都可以

**【参考答案】**

一、A1 型题

1. E　2. D　3. A　4. B　5. C　6. C　7. A　8. C　9. C　10. C　11. B　12. C　13. C
14. B　15. C　16. B　17. A　18. B　19. C　20. D　21. B　22. C

二、A2 型题

1. B　2. B　3. D　4. C　5. B　6. B　7. B　8. C　9. E　10. C

三、A3/A4 型题

1. C　2. C　3. B　4. D　5. C　6. E　7. A　8. C　9. C　10. A　11. B

（彭　钠）

# 第15章 女性生殖系统肿瘤患者的护理

【思考题】

一、A1 型题

1. 女性生殖道恶性肿瘤发生率最高的是( )

A. 外阴癌

B. 阴道癌

C. 子宫颈癌

D. 子宫内膜癌

E. 输卵管癌

2. 下述哪项不是宫颈癌的高危因素( )

A. 性生活紊乱

B. 性生活不洁

C. 未婚未育

D. 与高危男子婚配

E. HPV 感染

3. 宫颈癌最常见的病理类型是( )

A. 鳞状细胞癌

B. 黏液腺癌

C. 恶性腺瘤

D. 腺鳞癌

E. 小细胞癌

4. 宫颈鳞状细胞癌最多见的是( )

A. 内生型

B. 外生型

C. 溃疡型

D. 颈管型

E. 弥漫型

5. 宫颈癌，临床分期为Ⅱb，其病变范围是( )

A. 局限于宫颈，无阴道及宫旁浸润

B. 累及阴道上 1/3，无明显宫旁浸润

C. 宫旁浸润但未达盆壁

D. 累及阴道已达下 1/3，但无宫旁浸润

E. 阴道下 1/3 及宫旁浸润

6. 宫颈癌的好发部位为( )

A. 子宫颈阴道部

B. 子宫颈管
C. 宫颈外口鳞 - 柱上皮交界处
D. 子宫峡部
E. 宫颈间质内
7. 早期发现宫颈癌的有效方法是(　　)
A. 碘试验
B. 阴道镜检查
C. 子宫颈活体组织检查
D. 子宫颈刮片细胞学检查
E. 窥阴器盆腔检查
8. 确诊子宫颈癌的最可靠方法是(　　)
A. 子宫颈刮片细胞学检查
B. 双合诊和阴道窥器检查
C. 阴道镜检查
D. 子宫颈活体组织检查
E. B 型超声检查
9. 子宫颈癌的术后护理措施不正确是(　　)
A. 定时测生命体征
B. 注意腹部切口情况
C. 注意保持外阴清洁
D. 保持导尿管通畅
E. 肛门恢复排气即可拔除导尿管，预防感染
10. 女性生殖道最常见的良性肿瘤是(　　)
A. 畸胎瘤
B. 子宫肌瘤
C. 卵巢纤维瘤
D. 卵巢浆液性囊腺瘤
E. 卵巢黏液性囊腺瘤
11. 子宫黏膜下肌瘤最常见的症状是(　　)
A. 下腹包块
B. 痛经
C. 月经量过多
D. 白带过多
E. 下腹坠胀
12. 雄激素治疗子宫肌瘤每月用量不超过(　　)
A. 100 mg
B. 200 mg
C. 300 mg
D. 400 mg

E. 500 mg

13. 子宫浆膜下肌瘤最常见的临床表现是(　　)

A. 阴道排液量增多

B. 下腹部包块

C. 不孕

D. 下腹坠痛

E. 经量增多

14. 子宫内膜癌最主要的症状是(　　)

A. 绝经后阴道流血

B. 月经量过多

C. 接触性出血

D. 不规则阴道流血

E. 血性白带

15. 子宫内膜癌最常见的病理类型是(　　)

A. 腺癌

B. 透明细胞癌

C. 鳞癌

D. 未分化癌

E. 小细胞癌

16. 确诊子宫内膜癌最可靠的方法是(　　)

A. 阴道镜

B. 宫腔镜

C. B 型超声检查

D. 分段诊断性刮宫

E. 宫腔分泌物细胞学检查

17. 子宫内膜癌最常见的转移途径是(　　)

A. 上行蔓延

B. 血行转移

C. 下行蔓延

D. 直接蔓延

E. 腹腔种植

18. 早期子宫内膜癌首选的治疗方法是(　　)

A. 手术治疗

B. 手术加放射治疗

C. 孕激素治疗

D. 抗雌激素制剂治疗

E. 化疗

19. 下列对子宫内膜癌有一定治疗作用的激素是(　　)

A. 雌激素

B. 孕激素
C. 雄激素
D. 甲状腺素
E. 肾上腺皮质激素
20. 最常见的卵巢肿瘤类型是(　　)
A. 上皮性肿瘤
B. 生殖细胞肿瘤
C. 性索间质肿瘤
D. 转移性肿瘤
E. 卵巢瘤样病变
21. 下述哪种囊肿属于卵巢肿瘤(　　)
A. 卵泡囊肿
B. 黄体囊肿
C. 黄素囊肿
D. 皮样囊肿
E. 巧克力囊肿
22. 卵巢肿瘤蒂扭转的蒂的组成有(　　)
A. 骨盆漏斗韧带、卵巢固有韧带
B. 骨盆漏斗韧带、卵巢固有韧带和输卵管
C. 卵巢固有韧带、输卵管
D. 骨盆漏斗韧带、圆韧带
E. 卵巢固有韧带、阔韧带
23. 卵巢肿瘤最常见的并发症是(　　)
A. 恶性变
B. 破裂
C. 感染
D. 蒂扭转
E. 与组织粘连
24. 关于卵巢肿瘤的概念，不正确的是(　　)
A. 各年龄阶段都可发生
B. 恶性肿瘤可伴有腹水
C. 与消化道恶性肿瘤无关
D. 实性者恶性居多
E. 有时需与子宫肌瘤鉴别
25. 容易发生蒂扭转的卵巢肿瘤是(　　)
A. 畸胎瘤
B. 浆液性囊腺瘤
C. 颗粒细胞瘤
D. 纤维瘤

E. 黏液性囊腺瘤

26. 对放疗最敏感的卵巢肿瘤是(　　)

A. 无性细胞瘤

B. 内胚窦瘤

C. 颗粒细胞瘤

D. 卵泡膜细胞瘤

E. 睾丸母细胞瘤

**二、A2 型题**

1. 某女，怀疑患有“子宫颈癌”，要求检查，下列对她无意义的项目是(　　)

A. 阴道镜

B. 腹腔镜

C. 宫颈刮片细胞学检查

D. 宫颈活体组织检查

E. 锥形切除宫颈后活检

2. 某女，36 岁，孕 3 产 2，近 1 周发现“性生活后阴道有血性白带”。妇科检查：子宫颈轻度糜烂，有接触性出血，子宫正常大小，两侧附件阴性。子宫颈刮片细胞学检查为巴氏 3 级，其结果提示(　　)

A. 轻度炎症

B. 可疑癌症

C. 高度可疑癌症

D. 重度炎症

E. 癌症

3. 某女士，35 岁，阴道分泌物增多已半年，近来出现血性白带。检查宫颈重度糜烂，触之易出血，子宫正常大小，附件(－)。为排除宫颈癌，首先做下述哪项检查(　　)

A. 宫腔镜检

B. 宫颈活检

C. 宫颈碘实验

D. 宫颈刮片细胞学检查

E. 阴道分泌物悬滴检查

4. 某女士，50 岁，不规则阴道流血、流液半年。检查：宫颈菜花样组织，宫体大小正常，活动差，考虑宫颈癌，为明确诊断应做哪项检查(　　)

A. 碘实验

B. 分段诊刮

C. 阴道镜检查

D. 宫颈和颈管活组织检查

E. 宫颈刮片细胞学检查

5. 60 岁妇女，停经 10 年后阴道流血。妇科检查：宫颈表面光滑，子宫丰满、软，两侧附件阴性。首先考虑的疾病是(　　)

A. 老年性阴道炎

B. 子宫肌瘤

C. 子宫内膜癌

D. 宫颈癌

E. 卵巢癌

6. 女，58 岁，绝经 9 年，近 3 个月来出现少量不规则阴道流血。来医院检查后，确诊为子宫内膜癌。下列不属于该病特点的是(　　)

A. 生长比较缓慢

B. 发生转移较晚

C. 绝经后妇女多见

D. 疼痛症状出现较早

E. 预后较好

7. 女，63 岁，绝经 12 年后出现阴道流血。被高度怀疑患子宫内膜癌，为确诊，宜选择的方法是(　　)

A. B 超检查

B. 阴道后穹隆穿刺

C. 分段诊断性刮宫

D. 宫颈刮片细胞学检查

E. 宫腔分泌物检查

8. 护士在某社区进行子宫内膜癌的健康教育活动中，错误的是(　　)

A. 多见于绝经后妇女

B. 突出的症状是不规则阴道流血

C. 最有效的诊断方法是分段诊断性刮宫

D. 晚期病人使用大剂量雌激素治疗有效

E. 晚期病人用孕酮治疗有一定效果

9. 53 岁患者，绝经半年后阴道不规则流血 2 个月。盆腔检查：子宫颈糜烂，子宫稍大于正常，双侧附件阴性。为明确诊断，可以借助的检查是(　　)

A. 宫颈刮片细胞学检查

B. 宫颈活检及分段诊断性刮宫，行病理检查

C. 阴道镜检查，取活体组织做病理检查

D. 阴道分泌物涂片检查

E. 宫腔分泌物检查

10. 女性，40 岁，因患子宫肌瘤入院。护士在采集病史时，应重点询问的内容是(　　)

A. 是否有早婚早育史

B. 高血压家族史

C. 是否长期使用雌激素

D. 睡眠情况

E. 饮食习惯

11. 一妇女近年来月经量多，经期长，白带增多，感头晕、乏力，腰酸背痛，疑为子宫黏膜下肌瘤，其主要的依据是(　　)

A. 月经改变
B. 贫血
C. 腰酸背痛
D. 白带增多
E. 窥器检查宫口有瘤体

12. 女性，50 岁，子宫肌瘤手术后，护士为其作出院指导时告知患者术后要按时随访，首次随访时间是(　　)

A. 术后 1 个月
B. 术后 2 个月
C. 术后 3 个月
D. 术后 6 个月
E. 术后 1 年

13. 女，28 岁，已婚，未育，月经周期正常。急性右下腹疼痛，阵发性加剧 6 小时，伴恶心呕吐。妇科检查：子宫颈光滑，子宫正常大小；右侧附件可触及直径 10 cm 大小肿物，部分囊性，部分实性，活动受限，压痛明显。你认为最可能的疾病是( )

A. 阑尾周围脓肿
B. 急性附件炎
C. 卵巢囊肿蒂扭转
D. 输卵管妊娠
E. 子宫内膜异位症

14. 女性，42 岁，因卵巢癌入院。常常哭泣，并且焦虑不安，对该患者首选的护理措施是(　　)

A. 倾听其倾述并给予安慰
B. 通知主管医生
C. 让家属探视
D. 同意家属陪伴
E. 给予镇静药

15. 女性，44 岁，因月经紊乱，腹围增大，胃肠胀气伴腹痛，来院就诊，医生诊断为卵巢癌。因肿瘤过大或伴腹水，患者出现压迫症状，如心悸、气促等，护士指导患者应采取的体位是( )

A. 左侧卧位
B. 左侧卧位
C. 仰卧位
D. 坐位
E. 截石位

16. 一位卵巢癌患者，今日手术后需保留尿管，护士正确的护理应为(　　)

A. 2 天擦洗尿道口及尿管 1 次
B. 每天擦洗尿道口及尿管 3 次
C. 每天擦洗尿道口及尿管 2 次

D. 每天擦洗尿道口及尿管 4 次

E. 隔天擦洗尿道口及尿管 1 次

三、A3/A4 **型题**

(1～5 题共用题干)

某妇女 60 岁，绝经 9 年出现不规则阴道流血 3 个月。妇科检查：宫颈表面光滑，阴道黏膜菲薄，子宫体稍大、软，活动，双附件阴性。

1. 最可能的疾病是(　　)

A. 子宫肌瘤

B. 宫颈癌

C. 子宫内膜癌

D. 老年性阴道炎

E. 颗粒细胞瘤

2. 最支持该疾病诊断的依据是(　　)

A. 某妇女 60 岁

B. 绝经后出现不规则阴道流血

C. 子宫体增大

D. 阴道黏膜菲薄

E. 宫颈表面光滑

3. 为进一步确诊，首要做的检查项目是(　　)

A. 宫颈刮片检查

B. 宫颈活体组织检查

C. 阴道镜检查

D. 分段诊断性刮宫

E. B 型超声检查

4. 经检查确诊为子宫内膜癌 Ⅰ 期，首选的治疗方法是( )

A. 化学药物治疗

B. 放射治疗

C. 手术治疗

D. 孕激素治疗

E. 免疫治疗

5. 护士为她做术前准备的内容，不包括(　　)

A. 评估病人对疾病的认识程度

B. 耐心解答病人和家属的提问

C. 提供安静舒适的睡眠环境

D. 避免人群接触，预防感染

E. 介绍手术的基本经过

(6～11 题共用题干)

女，41 岁，近 2 年月经量增多、经期延长，无腹痛。妇科检查：宫颈轻度糜烂；子宫 3 个月妊娠大小，表面结节感，活动，无明显压痛；右侧附件轻度压痛，左侧附件阴性。

6. 该病例最可能的疾病是(　　)
A. 宫颈炎
B. 先兆流产
C. 子宫肌瘤
D. 月经失调
E. 附件炎
7. 该病人出现月经量增多的主要相关因素是(　　)
A. 子宫肌瘤的大小
B. 子宫肌瘤的数目
C. 子宫肌瘤生长的部位
D. 子宫肌瘤恶性变
E. 子宫肌瘤合并感染
8. 比较早出现月经变化的子宫肌瘤是(　　)
A. 浆膜下肌瘤
B. 肌壁间肌瘤
C. 黏膜下肌瘤
D. 阔韧带肌瘤
E. 多发性肌瘤
9. 医生为该病人首选的治疗方法(　　)
A. 雄激素治疗
B. 孕激素治疗
C. 止血药物及子宫收缩剂
D. 手术治疗
E. 中医中药保守治疗
10. 当病人需要接受手术治疗时，护士的术前指导错误的是(　　)
A. 使病人确信子宫肌瘤是女性生殖器官中最常见的良性肿瘤
B. 向病人介绍各种类型子宫肌瘤的临床表现
C. 结合病人具体情况说明手术治疗的意义
D. 向病人及其家属承诺手术只剔除肌瘤并保留子宫
E. 耐心解答病人的问题
11. 术前病人首选的辅助检查是(　　)
A. 宫腔镜检查
B. 腹腔镜检查
C. 阴道镜检查
D. B 型超声检查
E. 阴道清洁度检查
(12 ~ 13 题共用题干)

60 岁女性，绝经 10 年，从未出现不规则阴道流血。因胸闷、腹胀 5 个月就医。检查：腹部膨隆，有移动性浊音，子宫较正常小；右侧附件扪及拳头大实质性肿块，有漂浮感，左侧附件无异常。胸部 X 线提示双侧胸腔中量积液。

12. 拟诊为卵巢肿瘤，行手术切除子宫及双侧附件，术后胸水、腹水消失。其最可能的病理诊断是(　　)

A. 颗粒细胞瘤

B. 卵泡膜细胞瘤

C. 卵巢癌

D. 卵巢纤维瘤

E. 畸胎瘤

13. 该肿瘤的性质属于(　　)

A. 恶性

B. 良性

C. 低度恶性

D. 交界型

E. 转移性

(14～16 题共用题干)

一位 46 岁妇女，已婚，因白带多半年，性交后出血 1 周就诊。妇科检查：宫颈中度糜烂，子宫正常大小，两侧附件阴性。

14. 为评估疾病，首选的辅助检查方法是(　　)

A. 宫颈刮片细胞学检查

B. 阴道镜检查

C. 宫腔镜检查

D. B 型超声检查

E. 宫颈活体组织检查

15. 病人宫颈刮片细胞学检查为巴氏 3 级，提示(　　)

A. 正常

B. 炎症

C. 可疑癌症

D. 高度可疑癌症

E. 癌症

16. 进一步的处理方案是(　　)

A. 抗炎治疗

B. 激光治疗

C. 随访宫颈刮片细胞学检查

D. 阴道镜下宫颈定位活检

E. 宫颈锥形切除术

(17～20 题共用题干)

24 岁女性，未婚，婚前检查发现盆腔肿块，无明显腹痛，月经周期 30 天，经期 5 天，量中。妇科检查：子宫正常大小，右侧附件扪及 6 cm×5 cm×5 cm 肿块，边界清，活动度好，质地中等。

17. 为明确评估疾病，首选下列哪项辅助检查(　　)

A. 阴道镜检查

B. 腹腔镜及病理检查

C. 宫腔镜检查

D. 血激素水平测定

E. 腹部 X 线摄片

18. 该病例最可能的诊断是(　　)

A. 子宫内膜异位症

B. 阔韧带肌瘤

C. 右侧卵巢肿瘤

D. 右侧附件炎

E. 卵巢瘤样病变

19. 如果该病人的腹部 X 线摄片显示右侧盆腔有钙化灶，提示为卵巢的(　　)

A. 浆液性囊腺瘤

B. 黏液性囊腺瘤

C. 畸胎瘤

D. 颗粒细胞瘤

E. 无性细胞瘤

20. 若病人在排便后突然感到右下腹持续性疼痛，伴恶心呕吐。检查：右侧附件肿块压痛明显。此情况说明(　　)

A. 卵巢肿瘤破裂

B. 卵巢肿瘤恶变

C. 卵巢肿瘤蒂扭转

D. 急性盆腔炎

E. 急性阑尾炎

(21 ~ 25 共用题干)

某女士，50 岁，不规则阴道流血、流液半年。检查：宫颈菜花样组织，宫体大小正常，活动差，考虑宫颈癌。

21. 宫颈癌最常见的早期症状是(　　)

A. 血性白带

B. 绝经后出血

C. 阴道大出血

D. 接触性出血

E. 阴道水样排液

22. 要确诊宫颈癌，应作哪项检查(　　)

A. 碘实验

B. 分段诊刮

C. 阴道镜检查

D. 宫颈刮片细胞学检查

E. 宫颈和颈管活组织检查

23. 若患者诊断为子宫颈癌 Ia 期。取活检示鳞癌，其治疗方案首选(　　)

A. 放疗

B. 放疗 + 化疗

C. 手术 + 化疗

D. 手术 + 放疗

E. 子宫根治术 + 盆腔淋巴清扫术

24. 护理措施中哪项是错误的(　　)

A. 保持外阴清洁

B. 高热可行物理降温

C. 疼痛即给予止痛剂

D. 鼓励患者树立战胜疾病的信心

E. 补充营养增强机体抵抗力

25. 宫颈癌的早期发现与预防，不正确的是(　　)

A. 普及防癌知识

B. 积极治疗宫颈疾病

C. 每 3 ~5 年普查一次宫颈涂片

D. 提倡晚婚、晚育、少生、优生

E. 重视接触性出血者的进一步追踪

**【参考答案】**

一、A1 型题

1. C　2. C　3. A　4. B　5. C　6. C　7. D　8. D　9. E　10. B　11. C　12. C　13. B
14. A　15. A　16. D　17. D　18. A　19. B　20. A　21. D　22. B　23. D　24. C　25. A
26. A

二、A2 型题

1. B　2. B　3. D　4. D　5. C　6. D　7. C　8. D　9. B　10. C　11. E　12. A　13. C
14. A　15. D　16. C

三、A3/A4 型题

1. C　2. B　3. D　4. C　5. D　6. C　7. C　8. C　9. D　10. D　11. D　12. D　13. B
14. A　15. C　16. D　17. B　18. C　19. C　20. C　21. D　22. E　23. E　24. C　25. C

（李丽琼）

# 第 16 章 滋养细胞疾病患者的护理

【思考题】

一、A1 型题

1. 有关葡萄胎的护理评估内容，下列哪项不符(　　)

A. 停经史

B. 阴道出血

C. 子宫异常增大

D. 自觉有胎动

E. 早孕反应重

2. 女性，23 岁，因葡萄胎住院，给予清宫治疗，术后即将出院，护士告知患者避孕时间是(　　)

A. 1 年

B. 2 年

C. 3 年

D. 4 年

E. 5 年

3. 葡萄胎首选何种治疗(　　)

A. 化疗

B. 清宫术

C. 子宫全切术

D. 放疗

E. 理疗

4. 葡萄胎排出后 HCG 恢复正常的时间一般不超过(　　)

A. 4 周

B. 6 周

C. 8 周

D. 10 周

E. 12 周

5. 葡萄胎清宫术后随访，下述哪项最重要(　　)

A. 妇科检查

B. HCG 的测定

C. 自觉症状

D. X 线胸片

E. 以上都不是

6. 关于葡萄胎的护理措施，下列何项正确(　　)

A. 清宫术前常规阴道灌洗 3 天
B. 清宫术前应做好输血、输液准备
C. 清宫术后应用口服避孕药避孕 2 年
D. 清宫术后常规化疗预防恶变
E. 葡萄胎排空后应随访到妊娠试验连续 3 次阴性为止
7. 葡萄胎排空后随访的主要目的是( )
A. 及早发现妊娠
B. 及早发现恶变
C. 指导避孕
D. 了解疾病恢复情况
E. 以上都不是
8. 侵蚀性葡萄胎发生于( )
A. 葡萄胎术后半年内
B. 流产后
C. 足月产后
D. 早产后
E. 过期流产后
9. 侵蚀性葡萄胎与绒癌的主要区别在于( )
A. 有无肺转移
B. 黄素囊肿的大小
C. 病理标本镜检有无绒毛结构
D. 有无阴道转移
E. 有无脑转移
10. 绒癌脑转移的表现应除外( )
A. 偏瘫
B. 头痛、呕吐
C. 抽搐、昏迷
D. 失语、失明
E. 咳嗽、咯血
11. 绒毛膜癌最常见的转移部位是( )
A. 阴道
B. 脑
C. 肺
D. 肝脾
E. 肾
12. 防止绒癌阴道转移结节破溃的护理措施应除外( )
A. 卧床休息
B. 防止便秘
C. 禁作不必要的阴道检查

D. 每天灌洗阴道

E. 禁止性生活

13. 化疗药物用量的计算主要依据(　　)

A. 肝功能

B. 肾功能

C. 体重

D. 白细胞总数

E. 血压

14. 化疗药物最常见的不良反应是(　　)

A. 造血功能抑制

B. 肝功能损害

C. 肾功能损害

D. 消化道反应

E. 脱发、皮炎

## 二、A2 型题

1. 26 岁妇女，停经 12 周，阴道不规则流血 10 余天，量少，暗红色，血中伴有小水泡物。妇科检查：BP150/90 mmHg，子宫前倾，如孕 4 个月大，两侧附件可触到鹅卵大、囊性、活动良好、表面光滑的肿物。本病例最可能诊断是(　　)

A. 双胎妊娠

B. 妊娠合并子宫肌瘤

C. 妊娠合并卵巢囊肿

D. 先兆流产

E. 葡萄胎

2. 滋养细胞肿瘤患者，已发生肺转移，正在进行化疗，最好的给药途径是(　　)

A. 静脉给药

B. 肌内注射

C. 口服给药

D. 腔内注射

E. 颈动脉鞘内注射

3. 妇科化疗病人的护理措施中，下列正确的是(　　)

A. 化疗病室定期消毒，室温在 28℃左右

B. 化疗患者住院后常规探视

C. 化疗前测体重，以后每日测量一次，以便调整用药剂量

D. 常温下药物配制到使用，不超过 1 小时

E. 静脉注射若药物漏出，用温水热敷

4. 26 岁，闭经 3 个月，不规则阴道出血 10 天，恶心呕吐剧烈，宫底平脐，未闻及胎心，妊娠试验(＋)，最可能是(　　)

A. 双胎

B. 葡萄胎

C. 羊水过多
D. 子宫肌瘤
E. 过期流产

5. 40 岁妇女，人工流产 4 个多月，阴道出血 2 周，咯血 3 天，检查：子宫稍大，软，尿妊娠试验阳性，应怀疑(　　)
A. 葡萄胎
B. 侵蚀性葡萄胎
C. 绒毛膜癌
D. 吸宫不全
E. 以上都不是

6. 葡萄胎刮宫术后 5 个月子宫稍大，质软，尿 HCG 阳性，应首先考虑(　　)
A. 葡萄胎清宫不全
B. 侵蚀性葡萄胎
C. 绒毛膜癌
D. 再次妊娠
E. 流产

**【参考答案】**

一、A1 型题

1. D　2. B　3. B　4. C　5. B　6. B　7. B　8. A　9. C　10. E　11. C　12. D
13. C　14. D

二、A2 型题

1. E　2. A　3. D　4. B　5. C　6. B

（彭　钠）

# 第17章 月经失调患者的护理

**【思考题】**

一、A1 型题

1. 导致青春期功血最常见的原因是(　　)
A. 雌激素水平不足
B. 不能形成正常月经周期中的 FSH 和 LH 峰值分泌
C. 黄体功能不全
D. 雌孕激素水平太低
E. 内膜前列腺素合成酶偏高

2. 功能失调性子宫出血最常见的类型为(　　)
A. 无排卵型功血
B. 排卵型功血
C. 排卵期出血
D. 黄体功能不全
E. 子宫内膜不规则脱落

3. 青春期功血患者的治疗原则不包括(　　)
A. 大量雌激素止血
B. 调整周期
C. 大量孕激素 + 睾酮止血
D. 诱发排卵
E. 纠正贫血，改善全身情况

4. 绝经过渡期功血的治疗原则不包括(　　)
A. 大量雌激素止血
B. 调整周期
C. 孕激素药物刮宫
D. 大量孕激素止血
E. 刮宫

5. 不属于无排卵性功血者特点的是(　　)
A. 好发于围绝经期和青春期
B. 基础体温单相
C. 阴道涂片示中、高度雌激素影响
D. 内分泌测定示 FSH 持续低水平，LH 无高峰形成，雌激素水平不稳定，无孕激素
E. 内膜病理示分泌不良

6. 疑为子宫内膜不规则脱落者，取子宫内膜活检的时间是(　　)
A. 月经周期第 1 日

B. 月经周期第 5 日
C. 月经干净后第 3 日
D. 月经周期中间
E. 月经来潮前 12 小时
7. 为鉴别患者是排卵性或无排卵性功血，下述辅助检查无意义的是(　　)
A. 基础体温测定
B. 周期性孕激素测定
C. 月经前半周期做诊断性刮宫
D. 周期性阴道脱落细胞涂片检查
E. 月经前作宫颈黏液结晶检查
8. 孕激素试验及雌孕激素序贯试验均无出血，可诊断为(　　)
A. 子宫性闭经
B. 卵巢性闭经
C. 垂体性闭经
D. 下丘脑性闭经
E. 原发性闭经
9. 下列哪项提示卵巢无排卵(　　)
A. 基础体温呈双相曲线
B. 阴道涂片多为中层细胞和角化前细胞
C. 宫颈黏液涂片见羊齿状结晶
D. 子宫内膜呈分泌反应
E. 卵巢内黄体形成
10. 关于无排卵性功血错误的是(　　)
A. 多见于青春期和更年期
B. 月经周期缩短，经量多少不定
C. 常不伴有痛经
D. 经前为增生期子宫内膜
E. 基础体温呈单相型
11. 下列哪项不是下丘脑性闭经的原因(　　)
A. 精神应激
B. 神经性厌食
C. 剧烈运动
D. 长期用甾体类避孕药
E. 甲状腺功能亢进
12. 属于垂体性闭经的是(　　)
A. 多囊卵巢综合征
B. Sheehan 综合征
C. 米勒管发育不全综合征
D. 颅咽管瘤

E. 卵巢早衰

13. 原发性痛经认为与下列哪种物质增高有关(　　)

A. E

B. P

C. PG

D. PRL

E. LH

14. 因闭经行卵巢功能检查，下列哪项检查没必要做(　　)

A. 测基础体温

B. 阴道脱落细胞学检查

C. 宫颈黏液结晶检查

D. 行子宫输卵管碘油造影

E. 测血中雌、孕激素值

15. 卵巢性闭经不包括(　　)

A. 卵巢早衰

B. 卵巢切除

C. 卵巢功能性肿瘤

D. 低促性腺激素性闭经

E. 多囊卵巢综合征

16. 鉴别下丘脑、垂体性闭经的检查方法是(　　)

A. BBT

B. 经期诊刮

C. 染色体检查

D. 卵巢兴奋试验

E. 垂体兴奋试验(GnRH 刺激试验)

17. 关于 BBT 临床应用的描述，错误的是(　　)

A. 双相型提示有排卵

B. 单相型提示无排卵

C. 高温相持续 3 周以上，提示有可能妊娠

D. 可以明确排卵日

E. 高温相持续时间短于 11 日，提示黄体萎缩不全

18. 原发性闭经是指(　　)

A. 年龄超过 13 岁，第二性征已发育或未发育，而无月经来潮者

B. 年龄超过 16 岁，第二性征已发育；或年龄超过 14 岁，第二性征未发育，而无月经来潮者

C. 年龄超过 14 岁，第二性征已发育，而无月经来潮者

D. 年龄超过 15 岁，第二性征已发育，而无月经来潮者

E. 年龄超过 18 岁，第二性征已发育或未发育，而无月经来潮者

19. 某未婚妇女闭经，为了解卵巢功能，首选的检查是(　　)

A. 周期性阴道细胞学涂片

B. 子宫内膜活检

C. 基础体温测定

D. 宫颈黏液检查

E. 血尿中激素测定

20. 下列症状可能与绝经有关，但应除外(　　)

A. 易于激动

B. 肢体疼痛

C. 尿频、尿急

D. 严重抑郁，多次自杀未遂

E. 外阴灼热感，分泌物减少

**二、A2 型题**

1. 女，48 岁，15 岁月经来潮，周期正常。现停经 48 天，阴道出血持续 18 天，量时多时少，不伴腹痛。妇科检查：宫颈光滑，颈管内有透明分泌物，做涂片见羊齿状结晶。子宫前位，正常大小，附件未及。可能的诊断是(　　)

A. 异位妊娠

B. 流产

C. 子宫内膜不规则脱落

D. 黄体功能不足

E. 无排卵性功血

2. 15 岁中学女生，月经初潮后一直紊乱 1 年余，此次月经持续 10 余天不止，量多。检查：面色苍白，阴道口可见暗红色血块，子宫稍小于正常，双侧附件正常，为止血首选的处理是(　　)

A. 雌激素止血

B. 孕激素止血

C. 雌激素、雄激素止血

D. 缩宫素止血

E. 诊刮止血

3. 某女，29 岁，结婚 3 年不孕，月经周期 3 ~ 5/24 ~ 25 天，盆腔检查正常，连测 3 个周期 BBT 双相，高温相持续 9 ~ 10 天，诊断为(　　)

A. 正常月经

B. 无排卵性功血

C. 黄体功能不全

D. 黄体萎缩不全

E. 子宫内膜炎

4. 45 岁，女性，孕 2 产 2，停经 45 天，不规则阴道流血半月，无腹痛，B 超检查：子宫附件无异常。妊娠试验阴性。可能的诊断是(　　)

A. 子宫肌瘤

B. 功血

C. 葡萄胎
D. 宫颈癌
E. 流产
5. 上述患者为确诊，首选什么方法(　)
A. B 超检查
B. 诊刮
C. 宫腔镜检查
D. 阴道镜检查
E. BBT 测定
6. 14 岁女学生，半年前初潮，周期 20 ~ 60 天，经期 3 ~ 4 天，量不多，无痛经，乳房及外阴发育欠佳，基础体温呈单相型，目前处理是(　)
A. 小剂量雌激素周期治疗
B. 人工周期治疗
C. 促排卵药物治疗
D. 继续观察暂不处理
E. 中药治疗

三、A3/A4 型题

(1 ~ 2 题共用题干)

47 岁妇女，孕 3 产 1，近 2 年来月经周期紊乱，经量时多时少，最近闭经 3 个月后阴道淋漓流血半月余来医院就诊。

1. 以下检查中可考虑无排卵型功血，但除外(　)
A. 子宫正常大小，双附件压痛、增厚
B. 子宫口松软，有活动出血
C. B 超显示子宫内膜厚
D. 尿 HCG 阴性
E. 诊刮为分泌期子宫内膜
2. 治疗围绝经期功血者调整周期可使用如下方法，但不包括(　)
A. 雌孕激素序贯疗法
B. 孕激素后半周期疗法
C. 孕、雌激素周期治疗
D. 避孕药
E. 尿促性素

(3 ~ 5 题共用题干)

某妇女流产后出现月经不调，疑诊黄体萎缩不全。

3. 下列支持该诊断的表现是(　)
A. 月经不规则
B. 周期正常，经期延长
C. 周期短，经期正常
D. 闭经 3 个月

E. 经期伴腹痛

4. 为确诊需做诊刮，其时间约在(　)

A. 月经周期的第 5 天

B. 月经的第 1 天

C. 经前 3 天

D. 经后 10 天

E. 随意刮宫

5. 子宫内膜活检结果，支持该诊断的是(　)

A. 增生期内膜

B. 增生与分泌期内膜均有的混合期内膜

C. 内膜呈囊性增生

D. 内膜分泌不良

E. 炎性子宫内膜

(6～8 题共用题干)

50 岁妇女，上环 15 年，月经紊乱 1 年，停经 3 月，子宫出血 10 余天，淋漓不尽，有潮热，出汗 2 个月。妇科检查：外阴阴道正常，宫颈光滑，子宫水平位，正常大小，双附件阴性。

6. 该妇女最有可能的诊断是(　)

A. 子宫内膜炎

B. 宫内节育器异位

C. 功血

D. 子宫内膜癌

E. 先兆流产

7. 为进一步确诊，首选的辅助检查方法为(　)

A. 尿妊娠试验

B. 分段诊刮

C. BBT

D. 性激素测定

E. 阴道 B 超

8. 若明确为无排卵型功血，该患者的子宫内膜不可能出现哪种病理改变(　)

A. 子宫内膜不典型增生过长

B. 子宫内膜炎

C. 萎缩型子宫内膜

D. 子宫内膜复杂型增生过长

E. 分泌期子宫内膜

(9～10 题共用题干)

女，53 岁，近 2～3 年来月经不调，表现为周期延长，经量增多且淋漓不净，此次停经 3 个月，阴道出血 10 余天，量多，给予诊刮止血，刮出物组织学检查为子宫内膜不典型增生过长。

9. 其诊断考虑为(　　)

A. 无排卵型功血

B. 黄体功能不足

C. 子宫内膜不规则脱落

D. 子宫内膜炎

E. 排卵性功血

10. 对该患者最佳的治疗方案是(　　)

A. 诊刮后应用强效孕激素

B. 全子宫切除术

C. 诊刮后抗炎治疗

D. 子宫内膜电切术

E. 诊刮后观察随访

**【参考答案】**

一、A1 型题

1. B　2. A　3. C　4. A　5. E　6. B　7. C　8. A　9. C　10. B　11. E　12. B　13. C　14. D　15. D　16. E　17. E　18. B　19. C　20. D

二、A2 型题

1. E　2. A　3. C　4. B　5. B　6. D

三、A3/A4 型题

1. E　2. E　3. B　4. A　5. D　6. C　7. B　8. E　9. A　10. B

（彭　钠）

# 第 18 章　妇科其他疾病患者的护理

【思考题】

一、A1 型题

1. 子宫内膜异位症最常发生部位在(　　)

A. 子宫肌层

B. 子宫直肠陷凹

C. 卵巢

D. 子宫骶骨韧带

E. 腹壁瘢痕内

2. 剖宫产术后切口出现子宫内膜异位症，与下列哪种发病机制关系密切(　　)

A. 子宫内膜种植学说

B. 淋巴及静脉播散学说

C. 体腔上皮化生学说

D. 免疫学说

E. 以上都不是

3. 子宫内膜异位症最典型的症状是(　　)

A. 腹痛发生在经期第 1 ~ 2 天

B. 继发性、渐进性痛经

C. 病灶局限于盆腔

D. 多发生于 25 岁以下

E. 不影响受孕

4. 关于子宫内膜异位症，下列哪项错误(　　)

A. 痛经逐年加剧

B. 痛经程度与病灶大小成正比

C. 周期性腹痛不一定均与月经同步

D. 40% 患者不孕

E. 直肠子宫陷凹有异位病灶，可有性交痛

5. 目前诊断子宫内膜异位症最佳方法是(　　)

A. B 超检查

B. Ca125 值检查

C. 抗子宫内膜抗体测定

D. 腹腔镜检查

E. 雌激素测定

6. 子宫腺肌病是指(　　)

A. 子宫内膜腺体及间质侵入子宫肌层

B. 子宫平滑肌增生
C. 子宫内膜腺体增生
D. 子宫腺体和肌层增生
E. 雌激素测定
7. 子宫内膜异位症患者采用性激素治疗的主要目的是( )
A. 镇静、止痛对症治疗
B. 调节月经周期
C. 减轻痛经程度
D. 促进排卵
E. 抑制内膜增生
8. 关于子宫内膜异位症的发病特点，下述哪项不正确( )
A. 是生育年龄妇女的常见病
B. 绝经后异位内膜组织可逐渐萎缩吸收
C. 妊娠可暂时阻止此病的发展
D. 双侧卵巢切除后仍可复发
E. 尚未发现初潮前发病者
9. 下列哪项不是子宫内膜异位症的生物学特点( )
A. 可发生远处转移
B. 可恶变
C. 可种植
D. 可复发
E. 属于良性病变
10. 关于子宫内膜异位症的预防，下列哪项不正确( )
A. 及时矫正子宫颈狭窄
B. 月经期应避免不必要的妇检
C. 月经来潮前禁做各种输卵管通畅试验
D. 缝合子宫壁时避免穿透子宫内膜层
E. 吸宫术时吸管应快速取出
11. 关于受孕需要具备的条件，下述错误的是( )
A. 卵巢排出正常卵子
B. 精液正常并含有正常的精子
C. 射精后精子在子宫腔与卵子相遇、结合成受精卵
D. 子宫内膜应适合受精卵的正常着床条件
E. 射精后精子在输卵管与卵子相遇、结合成受精卵
12. 原发性不孕的定义是( )
A. 夫妇同居性生活正常，未避孕 2 年未孕者
B. 夫妇同居性生活正常，未避孕 1 年未孕者
C. 夫妇同居性生活正常，虽第一次婚姻曾生育，此后未避孕 2 年未孕者
D. 夫妇同居性生活正常，虽第一次婚姻曾生育，此后未避孕 1 年未孕者

E. 夫妇同居婚后一年未孕，一方有无法纠正的解剖生理缺陷者

13. 在我国引起输卵管阻塞性不孕的重要因素是(　　)

A. 输卵管炎症

B. 输卵管畸形

C. 子宫内膜异位症

D. 子宫肌瘤的压迫

E. 生殖器结核

14. 治疗不孕症的步骤是(　　)

A. 男方不必体检

B. 男方做一次精液常规

C. 女方只需监测有否排卵

D. 女方只需了解输卵管是否通畅并治疗

E. 男女双方同时全面检查，对因治疗

15. 预防子宫脱垂的措施中，错误的是(　　)

A. 积极开展计划生育

B. 提高接生技术

C. 产褥期增加腹压活动

D. 加强营养，增强体质

E. 积极治疗习惯性便秘

16. 子宫脱垂Ⅱ度重型是指子宫颈(　　)

A. 宫颈外口在坐骨棘水平以下

B. 宫颈外口下降至处女膜缘不足 4 cm

C. 宫颈外口脱出阴道口外

D. 宫颈及部分宫体已脱出阴道口

E. 子宫全部脱出阴道口外

17. 在子宫脱垂的原因中，下列哪项是主要原因(　　)

A. 营养不良

B. 长期咳嗽

C. 从事久站体位劳动

D. 产伤

E. 习惯性便秘

18. 关于子宫脱垂的病因，错误的是(　　)

A. 不可能发生于未婚者

B. 与长期咳嗽、便秘有关

C. 盆腔内巨大肿瘤或大量腹水

D. 产伤

E. 从事久站体位劳动

**二、A2 型题**

1. 26 岁不孕症妇女，月经 5/28 天，量中，无痛经。妇查：正常。丈夫 28 岁，有腮腺炎

病史。首要的检查是(　)

A. 经前诊刮

B. 输卵管通液术

C. 男方查精液

D. 腹腔镜检查

E. 输卵管碘油造影

2. 女性，29 岁，婚后 5 年未孕，幼时患过肺结核性胸膜炎，已治愈，月经规律，妇检未见异常，月经前诊刮为分泌期子宫内膜，男方精液常规在正常范围内，进一步检查首先考虑(　)

A. 腹腔镜检查

B. 内分泌检查

C. X 线腹部平片

D. 输卵管碘油造影

E. 宫腔镜检查

3. 女性，30 岁，原发不孕 3 年，月经 5 ~ 6 天/20 ~ 50 天，量中等，无痛经，妇检未发现异常情况，进一步检查首先考虑(　)

A. 输卵管通液

B. B 超检查

C. 性交后试验

D. 输卵管碘油造影

E. 经前或月经来潮 12 小时内诊刮

4. 马女士，46 岁，孕 3 产 1，自诉阴道内有胀痛感，妇检：让患者排尿后平卧向下屏气用力，发现宫颈外口在处女膜缘，可回纳，诊断其子宫脱垂为(　)

A. Ⅰ度轻型

B. Ⅰ度重型

C. Ⅱ度轻型

D. Ⅱ度重型

E. Ⅲ型

5. 某女士，69 岁，子宫Ⅱ度脱垂合并阴道前后壁膨出。行阴道子宫全切术加阴道前后壁修补术，术后护理措施正确的是(　)

A. 术后 3 天行盆浴

B. 术后进少渣半流食 8 天

C. 留置尿管 10 ~ 14 天

D. 术后用强泻剂，预防便秘

E. 以上均不对

三、A3/A4 型题

(1 ~ 2 题共用题干)

女性，35 岁，孕产史 1 - 0 - 2 - 1，10 年前人流放环，5 年前开始经期下腹痛，且日渐加重。昨天月经来潮，今天突然腹痛伴恶心、呕吐。查体：体温 38℃，全腹压痛，子宫后位大小不清，活动受限。WBC10 × $10^9$/L，中性0.90。

1. 下列哪项诊断最为可能（　）

A. 慢性盆腔炎急性发作

B. 子宫肌瘤红色变性

C. 卵巢囊肿蒂扭转

D. 卵巢囊肿破裂

E. 卵巢子宫内膜异位囊肿破裂

2. 该患者首选的治疗措施是（　）

A. 大剂量抗生素治疗

B. 严密观察保守治疗

C. 子宫广泛切除术

D. 半根治性手术后辅助治疗

E. 保留生育功能的保守性手术

（3 ~4 题共用题干）

女性，29 岁因继发性不孕 3 年来就诊。3 年前人工流产 1 次，术后发热 1 周。既往月经规律，但伴痛经，基础体温呈双相型。妇检：宫颈轻度糜烂，子宫后位，固定，正常大小，两侧附件未触及异常。

3. 该患者继发性不孕的主要原因考虑为（　）

A. 子宫因素

B. 卵巢功能不全

C. 输卵管因素

D. 配偶精液异常

E. 免疫因素

4. 进一步应做以下哪项检查（　）

A. 诊断性刮宫

B. 配偶精液检查

C. 性激素测定

D. 子宫输卵管碘油造影

E. 腹腔镜检查

（5 ~6 题共用题干）

女性，28 岁，婚后 4 年未孕，18 岁月经来潮，周期 1 ~3 个月，经期 3 ~4 天，量中等，无痛经。夫妇双方检查：男方精液正常；女方阴道通畅，宫体后位、正常大、活动，附件未及异常，基础体温测定呈单相型。

5. 该患者不孕最可能的原因是（　）

A. 子宫后位

B. 宫颈炎

C. 无排卵

D. 黄体萎缩

E. 黄体发育不健全

6. 应采取的治疗手段是(  )

A. 月经后半期应用激素

B. 应用氯米芬

C. 应用维生素 E

D. 应用雌激素

E. 应用雌激素、孕激素

(7~9 题共用题干)

患者女性，38 岁，孕 2 产 1，两年前产钳分娩，长时间站立、下蹲后腰背酸痛有下坠感，清洗外阴可摸及一肿物。妇科检查：宫颈已脱出阴道口，宫体仍在阴道内。

7. 诊断为子宫脱垂几度(  )

A. 子宫脱垂Ⅰ度轻型

B. 子宫脱垂Ⅰ度重型

C. 子宫脱垂Ⅱ度轻型

D. 子宫脱垂Ⅱ度重型

E. 子宫脱垂Ⅲ度

8. 术后患者适宜的卧位为(  )

A. 半卧位

B. 截石位

C. 平卧位

D. 侧卧位

E. 俯卧位

9. 护士指导患者盆底肌肉组织锻炼的方法为(  )

A. 下肢运动

B. 收缩肛门的运动

C. 仰卧起坐

D. 俯卧撑

E. 上肢运动

(10~12 题共用题干)

【参考答案】

一、A1 型题

1. C 2. A 3. B 4. B 5. D 6. A 7. E 8. D 9. B 10. E 11. C 12. B 13. A 14. E 15. C 16. D 17. D 18. A

二、A2 型题

1. C 2. D 3. A 4. B 5. C

三、A3/A4 型题

1. E 2. D 3. C 4. D 5. C 6. B 7. C 8. A 9. B

(彭 钠)

# 第 19 章　妇产科常用手术及护理技术

**【思考题】**

**一、A1 型题**

1. 关于妇产科腹部手术错误的是(　　)
A. 术后每 0.5 ~1 小时测量一次直至血压平稳后
B. 术后多休息，有足够的睡眠
C. 子宫切除者术前 3 日开始阴道准备
D. 涉及肠道的手术术前 1 日进流质饮食，并清洁灌肠
E. 阴道内有纱布者应于 24 h 后取出
2. 外阴、阴道手术术后护理错误的是(　　)
A. 处女膜闭锁及有子宫的先天性无阴道患者，术后应采取半卧位
B. 外阴癌根治术后的患者则应取平卧位，双腿屈膝外展，膝下垫软枕
C. 行阴道前后壁修补术或盆底修补术后的患者应采用半卧位
D. 每天行外阴擦洗 2 次
E. 大便以控制术后第 5 天大便为宜
3. 妇科腹部手术其备皮范围应是(　　)
A. 上自剑突下，两侧至腋中线，下达阴阜和大腿上 1/3 处
B. 上自脐部，两侧至腋中线，下达阴阜和大腿上 1/3 处
C. 上自剑突下，两侧至腋前线，下达阴阜和大腿上 1/3 处
D. 上自剑突下，两侧至腋中线，下达大腿上 1/3 处
E. 上自剑突下，两侧至腋前线，下达大腿上 1/3 处
4. 妇科腹部手术术后护理中，不正确的是(　　)
A. 去枕平卧 4 h
B. 按常规监测生命体征直至正常
C. 术后第 2 天，取半卧位
D. 当天禁食，术后 1 ~2 天进流食
E. 留置导尿管 1 ~2 天
5. 会阴切开缝合术的护理要点错误的有(　　)
A. 术后保持外阴部清洁、干燥
B. 术后每日进行外阴冲洗 2 次
C. 注意观察外阴部伤口有无异常
D. 伤口肿胀者可用 50% 硫酸镁湿热敷
E. 一般术后 1 天拆线
6. 阴道灌洗液的最佳温度是(　　)
A. 34℃ ~35℃

B. 36℃ ~37℃
C. 38℃ ~40℃
D. 41℃ ~43℃
E. 43℃ ~45℃

7. 会阴正中切开术拆线的时间为术后第(　　)
A. 2 天
B. 3 天
C. 5 天
D. 7 天
E. 10 天

8. 剖宫产术的禁忌证是(　　)
A. 胎盘早剥
B. 前置胎盘
C. 头盆不称
D. 死胎
E. 胎儿宫内窘迫

9. 关于阴道灌洗的护理要点错误的是(　　)
A. 未婚妇女可用阴道窥器进行阴道灌洗
B. 月经期不宜阴道灌洗
C. 有阴道出血的患者不宜阴道灌洗
D. 灌洗筒与床沿的距离不超过 70 cm
E. 低位灌洗，灌洗筒与床沿的距离不超过 30 cm

10. 关于会阴湿热敷的描述错误的是(　　)
A. 会阴湿热敷可使陈旧性血肿局限
B. 1 次热敷的时间是 15 ~30 min
C. 会阴部水肿可进行会阴湿热敷
D. 湿热敷的面积是病损范围
E. 定期检查热敷袋的完整性

11. 关于会阴擦洗的护理要点错误的是(　　)
A. 第 1 遍擦洗顺序为自上而下，自外向内
B. 伤口感染者最后擦
C. 冬天注意保暖
D. 擦洗时注意观察会阴及伤口
E. 一个棉球限用一次

12. 关于胎头吸引术适应证的描述错误的是(　　)
A. 胎头先露位置高，未达阴道口者
B. 有剖宫产史，不宜过分用力者
C. 子宫有瘢痕，不宜过分用力者
D. 产妇有严重心脏病、妊娠高血压综合征者

E. 第二产程延长者

二、A2 型题

1. 一女性，停经 40 周，阵发性腹痛 2 小时，未流血、流水，全身检查未发现异常，产科检查：胎心好，宫缩 1 次/7～8 分钟，子宫颈未开，先露部未入盆，骨盆入口前后径 16 cm，辅助检查正常。可对该产妇实施(　　)

A. 会阴侧斜切开术

B. 胎头吸引术

C. 备产钳术

D. 会阴正中切开术

E. 剖宫产术

2. 32 岁女性，已婚，$G_1P_1$，拟行子宫全切术，术前准备措施中错误的有(　　)

A. 术前 8 小时禁食，术前 4 小时禁饮

B. 如果涉及肠道，术前 3 天进半流质饮食及口服肠道制菌药

C. 一般手术术前 2 日进半流质饮食，口服缓泻剂

D. 术前 1 天行阴道冲洗 2 次，术晨行宫颈、阴道消毒

E. 上至剑突下，下至两大腿上 1/3 处及外阴部，两侧至腋中线作皮肤准备

3. 一产妇，产后 3 日，会阴部水肿，可采取的治疗方法为(　　)

A. 会阴擦洗

B. 会阴冲洗

C. 会阴湿热敷术

D. 阴道上药

E. 坐浴

三、A3 型题

(1～3 题共用题干)

患者，女，45 岁。因宫颈癌需做广泛子宫切除和盆腔淋巴结清扫术。

1. 术前 1 天的准备内容不包括(　　)

A. 灌肠

B. 导尿

C. 备皮

D. 镇静

E. 沐浴

2. 为该患者进行阴道冲洗，其液体和浓度正确的是(　　)

A. 1∶5000 苯扎溴铵液

B. 1∶100 苯扎溴铵液

C. 1∶5000 高锰酸钾液

D. 1∶500 高锰酸钾液

E. 1∶500 苯扎溴铵液

3. 指导患者会阴坐浴，操作不正确的是(　　)

A. 水温 40℃

B. 浸泡 20 ~ 30 min

C. 气熏 20 ~ 30 min

D. 一般液体需 2000 mL

E. 0.5% 醋酸

(4 ~ 6 题共用题干)

某妇女，45 岁，患子宫肌瘤入院，准备在硬膜外阻滞麻醉下做全子宫切除术。

4. 在术前 1 天的准备中，不正确的是(　　)

A. 皮肤准备

B. 阴道冲洗并在子宫颈、穹隆部涂 1% 龙胆紫

C. 晚饭减量，进软食，午夜后禁食

D. 晚上可口服镇静安眠药

E. 睡前予肥皂水灌肠

5. 其备皮范围应是(　　)

A. 上自剑突下，两侧至腋中线，下达阴阜和大腿上 1/3 处

B. 上自脐部，两侧至腋中线，下达阴阜和大腿上 1/3 处

C. 上自剑突下，两侧至腋前线，下达阴阜和大腿上 1/3 处

D. 上自剑突下，两侧至腋中线，下达大腿上 1/3 处

E. 上自剑突下，两侧至腋前线，下达大腿上 1/3 处

6. 在术后护理中，不正确的是(　　)

A. 去枕平卧 4 h

B. 按常规监测生命体征直至正常

C. 术后第 2 天，取半卧位

D. 当天禁食，术后 1 ~ 2 天进流食

E. 留置导尿管 1 ~ 2 天

**【参考答案】**

一、A1 型题

1. D　2. C　3. A　4. A　5. E　6. D　7. C　8. D　9. A　10. D　11. E　12. A

二、A2 型题

1. E　2. C　3. C

三、A3 型题

1. B　2. C　3. C　4. B　5. A　6. A

（李丽琼　杨喜珍）

# 第 20 章　计划生育与妇女保健

【思考题】

一、A1 型题

1. 放置宫内节育器适应证为(　　)
A. 月经过多
B. 宫颈内口松弛
C. 子宫脱垂
D. 剖宫产后半年
E. 生殖道炎症

2. 放置宫内节育器常规为月经干净后(　　)
A. 1 ~ 5 天
B. 2 ~ 6 天
C. 3 ~ 7 天
D. 4 ~ 8 天
E. 5 ~ 9 天

3. 放置宫内节育器术中及术后的护理错误的是(　　)
A. 术中随时观察受术者的情况
B. 嘱受术者如有出血多、腹痛、发热等情况，随时就诊
C. 术后休息 3 天
D. 术后 1 周后可恢复性生活
E. 术后于 1、3、6 个月及 1 年，分别复查 1 次

4. 以下哪项不是宫内节育器取器的适应证(　　)
A. 计划再生育者
B. 放置期限已满需更换者
C. 围绝经期妇女
D. 绝经两年以上者
E. 改用其他避孕措施或绝育者

5. 使用短效口服避孕药开始服第一片的时间一般为(　　)
A. 月经来潮前第 5 天
B. 月经来潮的第 5 天
C. 月经来潮的第 10 天
D. 月经干净后的第 5 天
E. 性生活前 8 小时

6. 服用口服避孕药的妇女，出现以下哪种情况应该停药(　　)
A. 闭经

B. 类早孕反应
C. 体重增加
D. 突破性出血
E. 月经量减少
7. 关于避孕套，以下说法正确的是(　　)
A. 每次使用前应高压消毒
B. 使用前应选择合适型号
C. 用双层避孕套可增加保险度
D. 使用避孕套可预防阴道炎
E. 使用后洗净晾干可再用，以免浪费
8. 下列避孕方法中失败率较高的是(　　)
A. 放置宫内节育器
B. 按期口服避孕药
C. 使用避孕套
D. 避孕针
E. 安全期避孕
9. 口服药物流产适用于(　　)
A. 妊娠 49 天以前
B. 妊娠 10 周内
C. 妊娠 10 ~ 14 周
D. 妊娠 14 ~ 24 周
E. 妊娠 14 ~ 28 周
10. 利凡诺引产术适用于(　　)
A. 妊娠 49 天以前
B. 妊娠 10 周内
C. 妊娠 10 ~ 14 周
D. 妊娠 15 ~ 24 周
E. 妊娠 14 ~ 28 周
11. 关于人工流产术注意事项，错误的是(　　)
A. 仔细检查吸出物，测量出血量及吸出物容量，必要时送病理
B. 术时注意无菌操作，防止感染及子宫穿孔
C. 吸宫吸头进出宫颈管时应关闭负压
D. 术前双合诊检查子宫位置、大小
E. 负压吸宫时最大负压不得超过 650 mmHg
12. 输卵管结扎术的结果是(　　)
A. 抑制排卵
B. 改变成熟卵子的正常通道
C. 抑制性激素分泌
D. 改变女性特征

E. 改变女性内分泌系统的正常功能

13. 以下描述错误的是(　)

A. 妇女保健是以全体为服务对象

B. 妇女保健除身体保健外，还包括心理社会方面的保健

C. 婚前保健包括婚前卫生指导、婚前医学检查、婚前卫生咨询

D. 青春期保健分三级，以二级预防为重点

E. 围生期保健以保护母亲安全，提高人口素质，降低围产儿死亡率为目标

14. 围绝经期保健的内容不包括(　)

A. 建立健康的生活方式

B. 学会自我监测

C. 应进行性保健

D. 应进行心理保健

E. 不能应用激素替代治疗

**二、A2 型题**

1. 李女士有习惯性痛经，护士建议她采用的最佳避孕方法是(　)

A. 安全期避孕法

B. 口服避孕药

C. 输卵管结扎术

D. 避孕套

E. 阴道隔膜

2. 刘女士，患滴虫性阴道炎，目前首选的避孕方法是(　)

A. 宫内节育器

B. 安全期避孕

C. 口服避孕药

D. 哺乳期可不避孕

E. 避孕套

3. 患者行人工流产术时出现心慌、面色苍白、出冷汗、血压下降，首选的护理措施为(　)

A. 帮助患者改变体位

B. 肌内注射 0.5 mg 阿托品

C. 安慰受术者

D. 注意保温

E. 配合医生尽快结束手术

4. 患者，妊娠 7 周。早孕反应严重，恶心、呕吐，人流后一周，无阴道流血，无腹痛，但恶心，呕吐持续存在，查尿妊娠试验( + )，最可能诊断(　)

A. 漏吸

B. 吸宫不全

C. 肝炎

D. 子宫穿孔

E. 盆腔炎

5. 患者林某，行人工流产术，关于术后护理措施以下选项中错误的是(　　)

A. 术后 1 个月内禁止盆浴

B. 保持外阴清洁

C. 术后 6 个月内禁止性生活

D. 术后休息 1 ~2 小时，无异常即可离院

E. 若有明显腹痛持续 10 天以上，应随时到医院就诊

三、A3 型题

(1 ~2 题共用题干)

何女士，26 岁，结婚 2 个月，准备 2 年后再生育。平时月经规则，前来咨询避孕措施，因工作较忙，要求方法简便、可靠。

1. 可指导其选用(　　)

A. 口服避孕药

B. 注射避孕针

C. 安全期避孕

D. 阴茎套

E. 宫内节育环

2. 如需生育，停止避孕措施的时间是应提前(　　)

A. 1 个月

B. 3 个月

C. 半年

D. 1 年

E. 不需要提前

(3 ~5 题共用题干)

24 岁女性，停经 58 天，13 天前行人工流产吸宫术。术后持续阴道流血。

3. 初步考虑的诊断是(　　)

A. 子宫穿孔

B. 吸宫不全

C. 子宫内膜炎

D. 子宫复旧不良

E. 漏吸

4. 为明确诊断，首先应选用的辅助检查方法是(　　)

A. 腹腔镜检查

B. 子宫镜检查

C. B 型超声检查

D. HCG 测定

E. 血常规检查

5. 确诊后首选的治疗措施是(　　)

A. 应用抗生素

B. 抗生素 + 宫缩剂
C. 抗生素 + 止血剂
D. 抗生素 + 清宫术
E. 宫缩剂 + 清宫术

**【参考答案】**

一、A1 型题

1. D　2. C　3. D　4. C　5. B　6. A　7. B　8. E　9. A　10. D　11. E　12. B　13. D　14. E

二、A2 型题

1. B　2. E　3. B　4. A　5. C

三、A3 型题

1. E　2. A　3. B　4. C　5. D

（李丽琼　盛　静）

**图书在版编目(CIP)数据**

妇产科护理学实训指导及习题集 / 李海燕主编.
—长沙：中南大学出版社，2016.8(2021.7重印)

ISBN 978-7-5487-2451-3

Ⅰ.妇… Ⅱ.李… Ⅲ.妇产科学—护理学—高等职业教育—教学参考资料 Ⅳ.R473.71

中国版本图书馆 CIP 数据核字(2016)第 189847 号

**妇产科护理学实训指导及习题集**

主编 李海燕

□责任编辑 李 娴
□责任印制 唐 曦
□出版发行 中南大学出版社
社址：长沙市麓山南路 邮编：410083
发行科电话：0731-88876770 传真：0731-88710482
□印 装 长沙雅鑫印务有限公司

□开 本 787 mm×1092 mm 1/16 □印张 10.75 □字数 264 千字
□版 次 2016 年 8 月第 1 版 □印次 2021 年 7 月第 4 次印刷
□书 号 ISBN 978-7-5487-2451-3
□定 价 32.00 元